もくじ

ページ
- **2** 給食について考えよう
- **4** あか・きいろ・みどりのなかま
- **6** バランスよく食べよう

あかのなかま
- **8** にくとたまご
- **10** さかな
- **12** ぎゅうにゅう
- **14** だいず
- **16** かいそう
- **18** クイズ あかのなかま

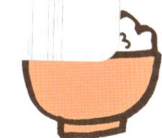

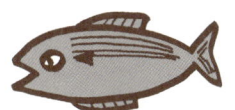

きいろのなかま
- **20** こめ、パン、めん
- **22** いも
- **24** しぼう
- **26** さとう
- **28** クイズ きいろのなかま

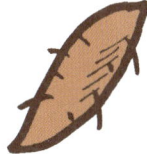

みどりのなかま
- **30** 色のこいやさい
- **32** 色のうすいやさい
- **34** くだもの
- **36** クイズ みどりのなかま

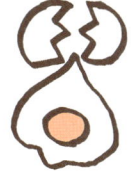

- **38** しお
- **40** 朝ごはんを食べよう
- **42** よくかんで食べよう
- **44** むりなダイエットはやめよう
- **46** マナーについて考えよう
- **48** 旬のくだもの占い

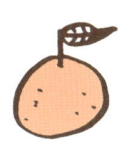

◎本文中の漢字は、小学校2年生までに習った漢字を主に使用しています。

給食について考えよう

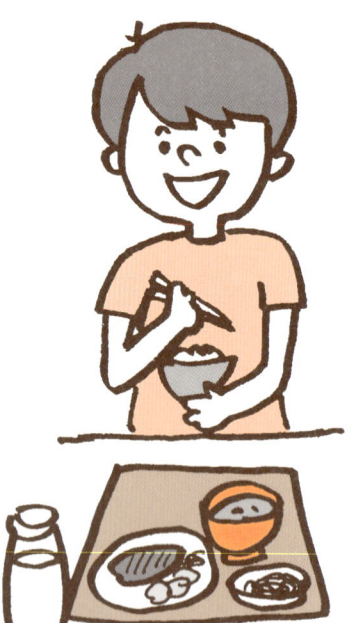
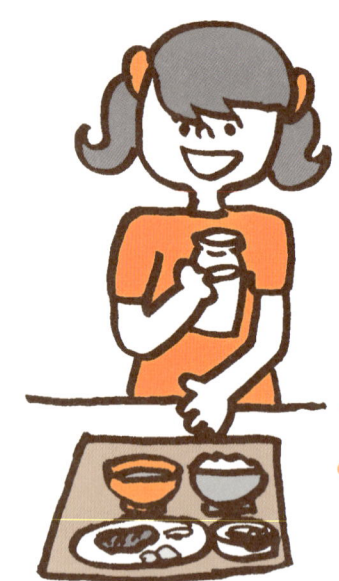

給食はみなさんのために、いろいろなことを考えて作られています。

Q 給食はなぜあるの？

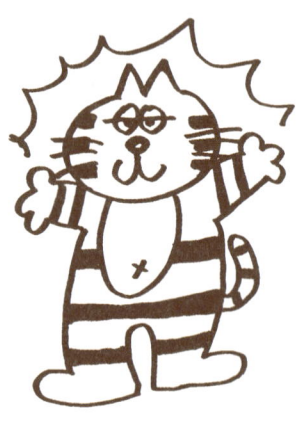

1 元気なからだをつくるため

2 楽しく食事をするマナーを身につけるため

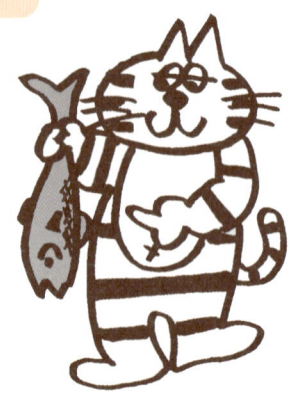

3 食べものについていろいろ知るため

答え：ぜんぶ正かい

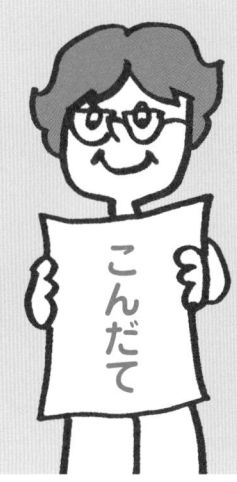

給食のこんだて(メニュー)は、栄養の先生が、みなさんが1日にひつような栄養量をとれるように考えて立てています。

みなさんのために、調理員さんたちが愛情をこめて、朝早くから作っています。

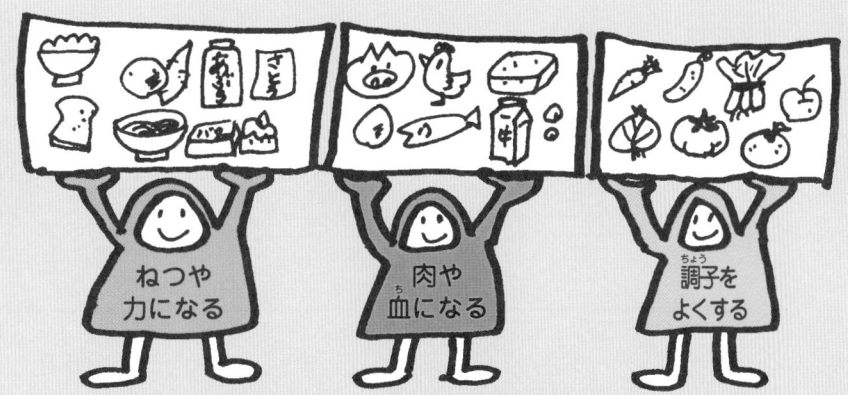

3つのはたらきをする食べものが、バランスよく入っています。
ぜんぶ食べると3つのはたらきが元気なからだをつくります。

あか・きいろ・みどりのなかま

きいろのなかま
からだのねつや
力を出す食べもの

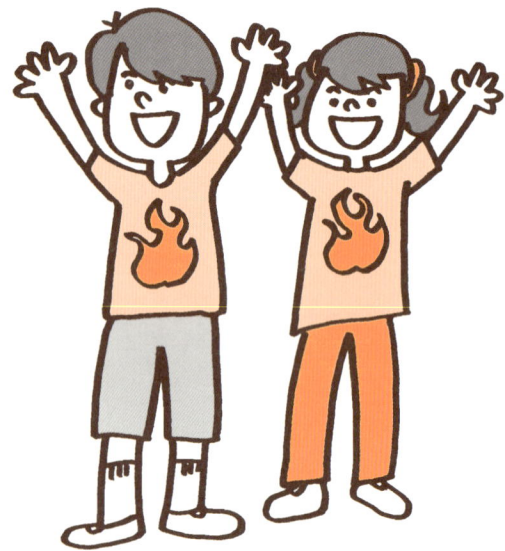

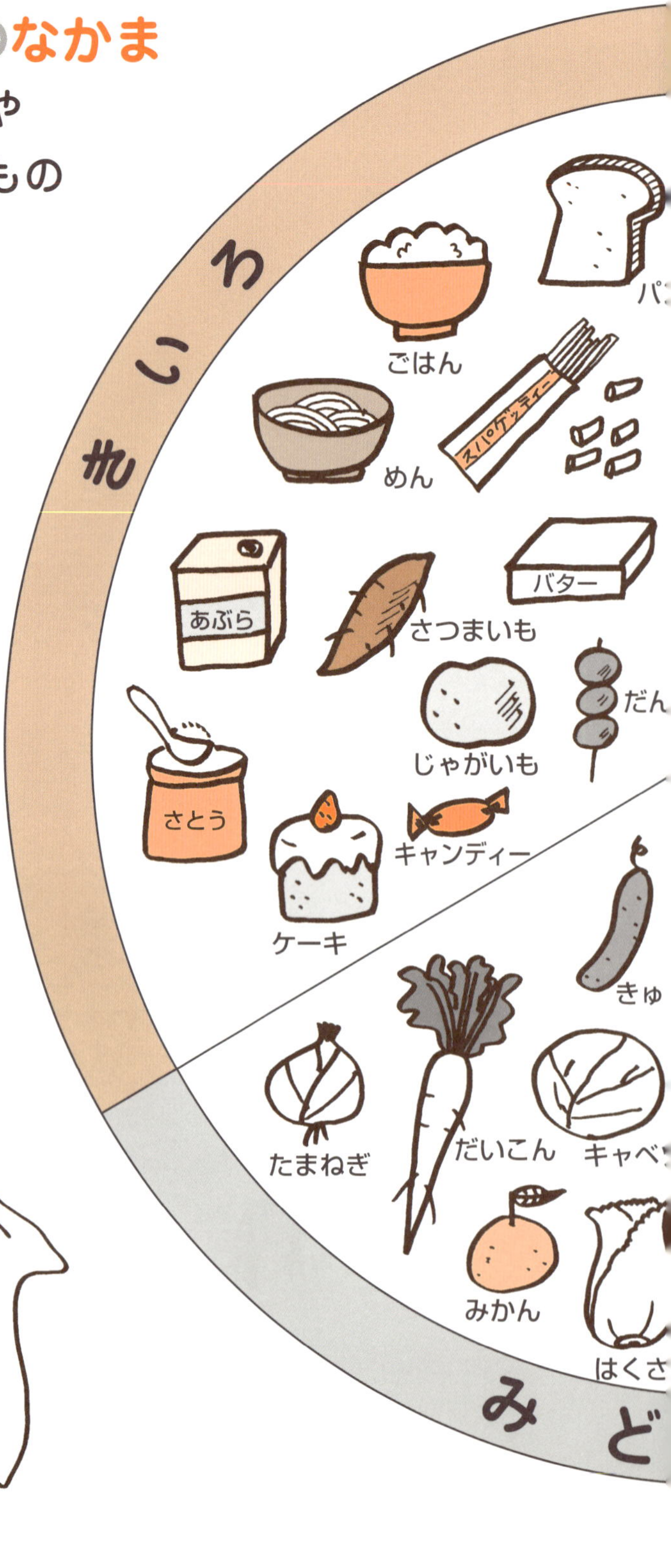

みどりのなかま
からだの調子をよくしたり、
びょう気にならないための
食べもの

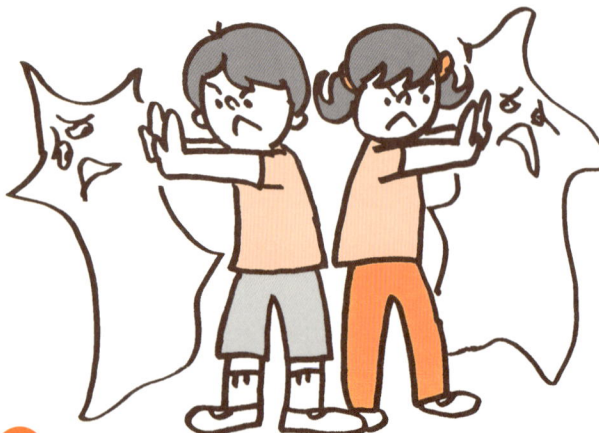

あかのなかま
からだの血や肉になる
食べもの

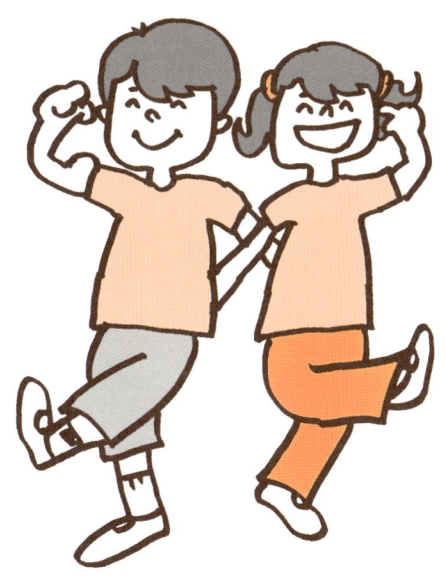

にく
たまご
さかな
とうふ
牛にゅう
だいず
なっとう
海そう
ヨーグルト
えび
ソーセージ
チーズ
にんじん
ピーマン
かぼちゃ
りんご
ほうれん草
えだまめ
トマト

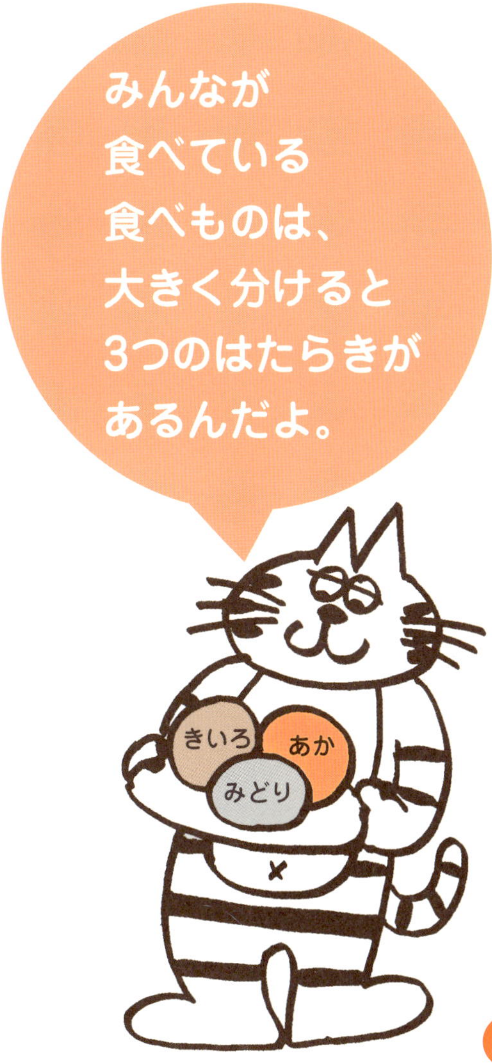

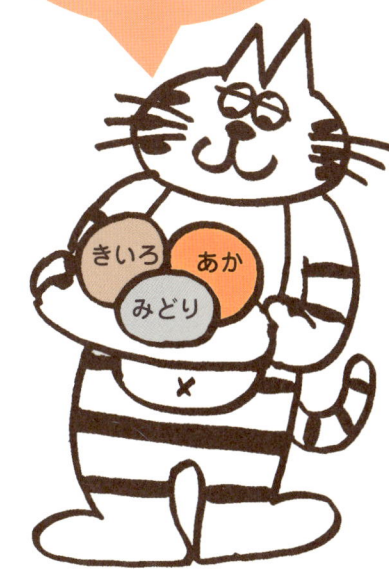

みんなが
食べている
食べものは、
大きく分けると
3つのはたらきが
あるんだよ。

きいろ　あか　みどり

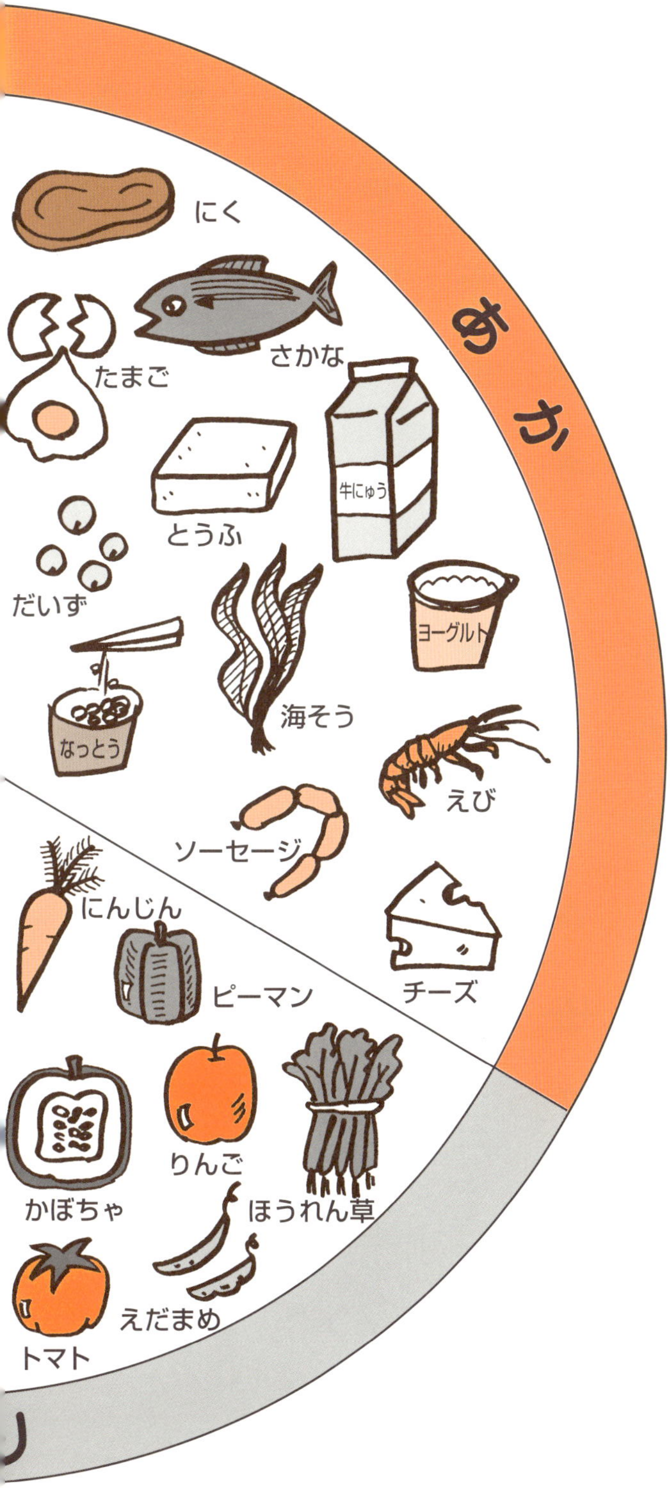

バランスよく食べよう

給食には
3つのはたらきをする食べものが
バランスよく入っています。
たとえば、今日の給食を
3つのなかまに分けてみると…。

今日の給食
ごはん
牛にゅう
サバのてりやき
こふきいも
ごまあえ
みそ汁
りんご

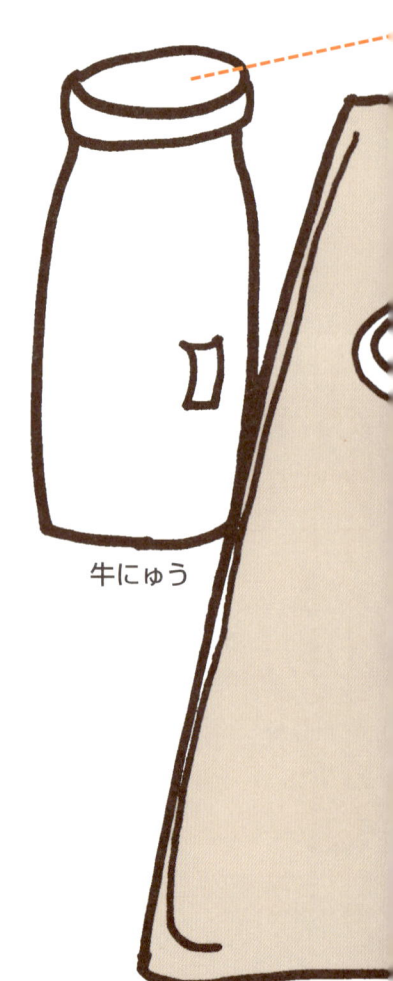
牛にゅう

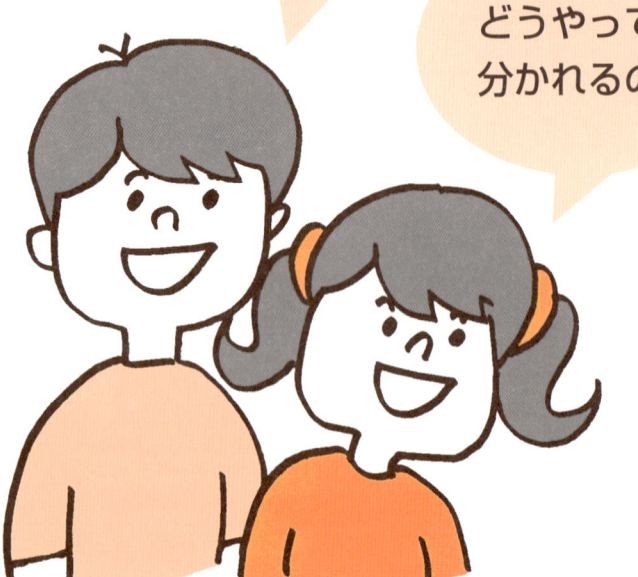

それぞれの
なかまに
分かれるんだね。

どうやって
分かれるの？

あかのなかま

サバ
牛にゅう
みそ
とうふ
あぶらあげ

きいろのなかま

ごはん
じゃがいも
ごま
さとう
あぶら

みどりのなかま

にんじん
だいこん
こまつな
もやし
りんご

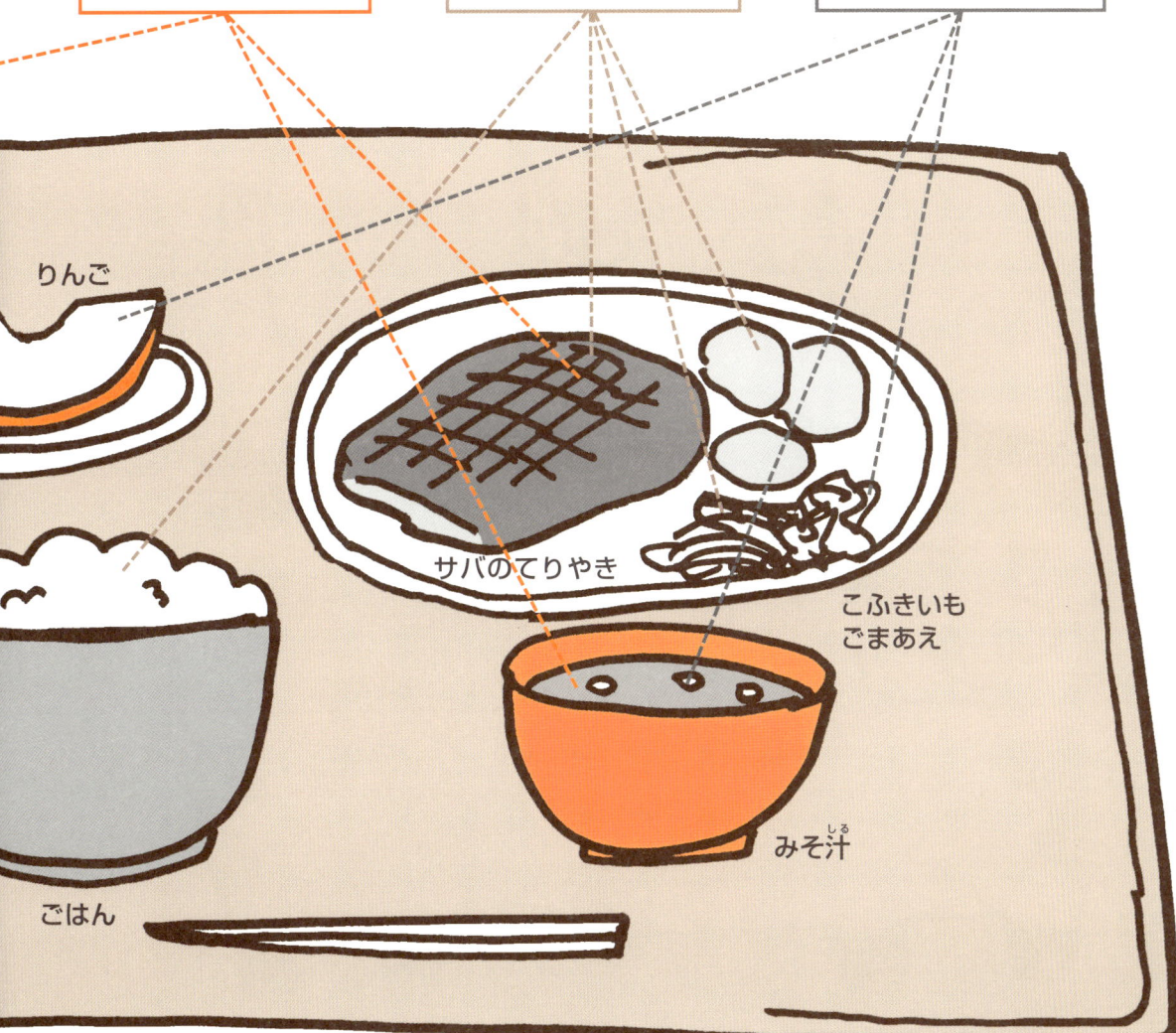

りんご
サバのてりやき
こふきいも
ごまあえ
ごはん
みそ汁(しる)

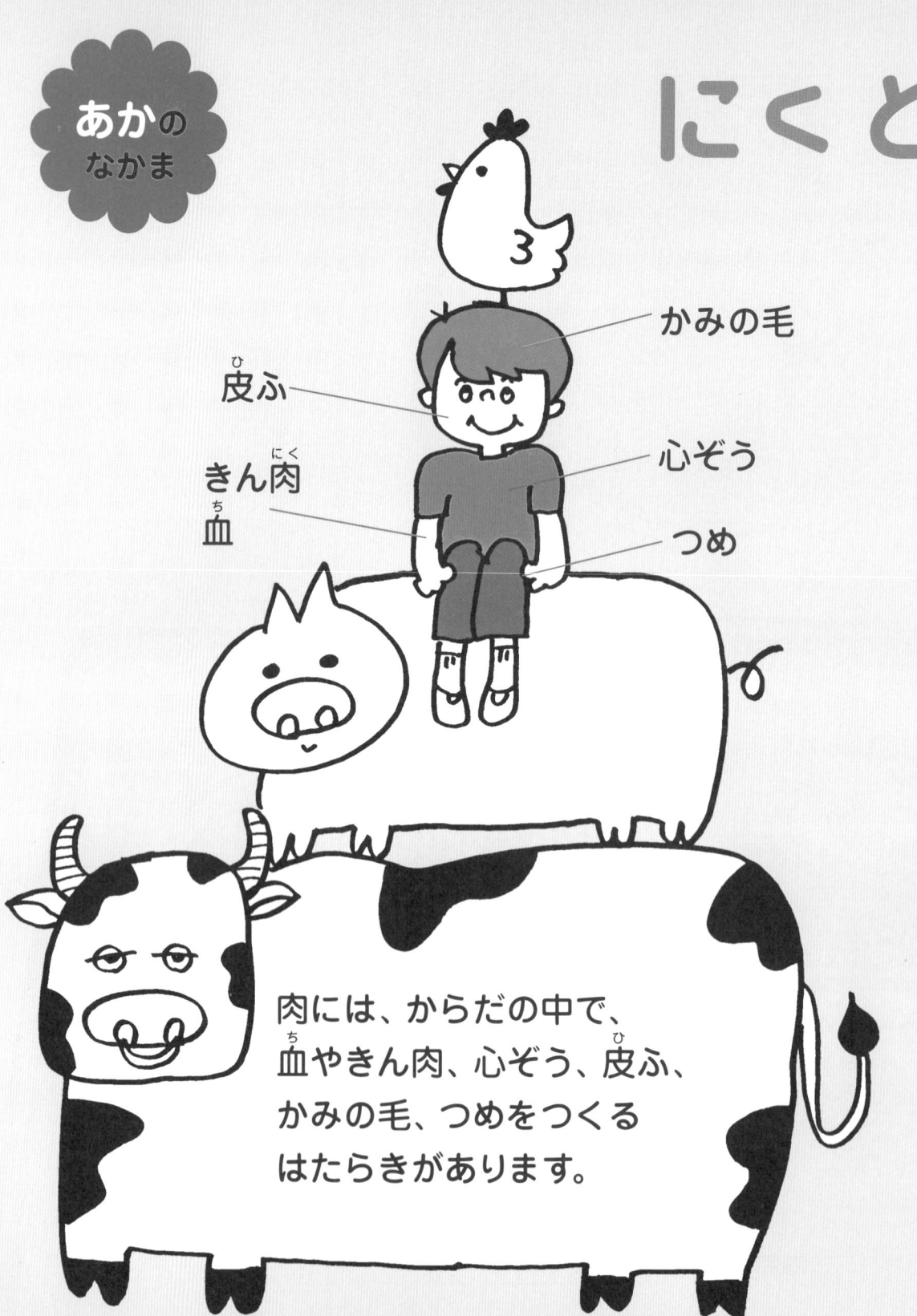

にくと

あかのなかま

- かみの毛
- 皮ふ
- 心ぞう
- きん肉
- 血
- つめ

肉には、からだの中で、血やきん肉、心ぞう、皮ふ、かみの毛、つめをつくるはたらきがあります。

たまご

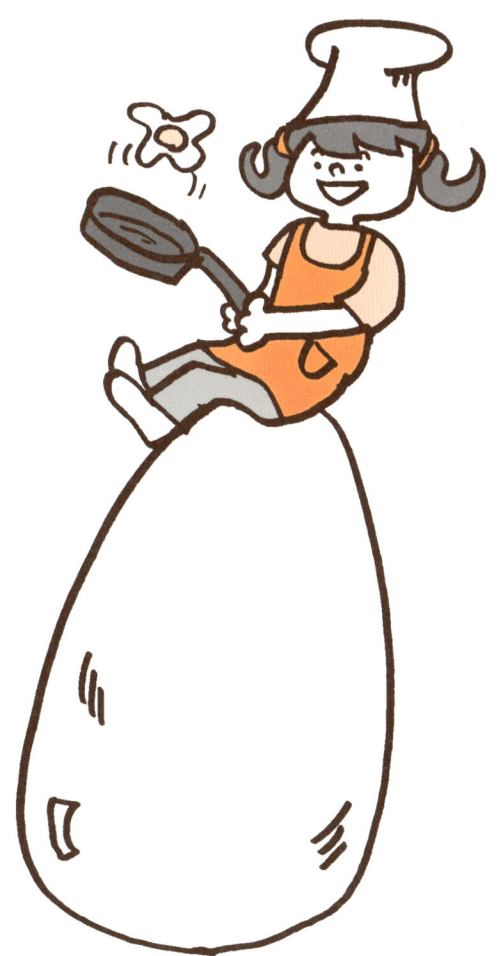

たまごは食べものの優等生。
からだにひつような
栄養のもとのほとんどが
入っています。

食べ方

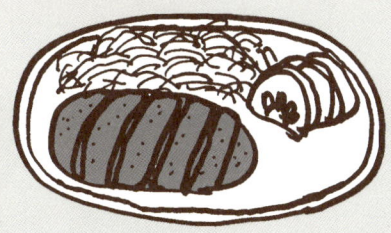

肉を食べたら
かならず
やさいを
食べよう。

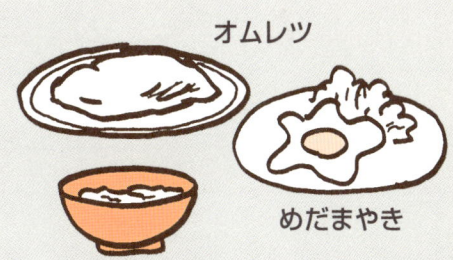

オムレツ
めだまやき
たまごスープ

たまごは1日に
1こ食べよう。
ごはんにもパンにも
よく合います。

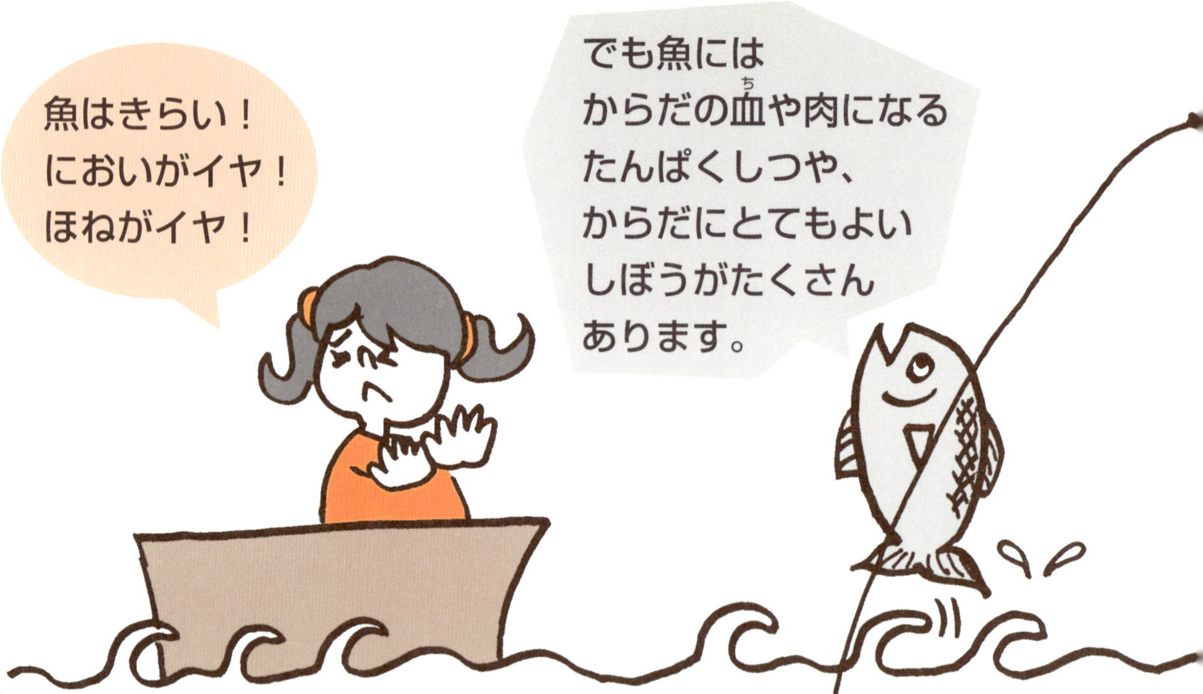

魚はきらい！
においがイヤ！
ほねがイヤ！

でも魚には
からだの血や肉になる
たんぱくしつや、
からだにとてもよい
しぼうがたくさん
あります。

背中の青い魚（サバ、マグロ、カツオ、イワシなど）は、血をきれいにするからだによいしぼう（あぶら）があります。いろいろなびょう気をふせぎます。

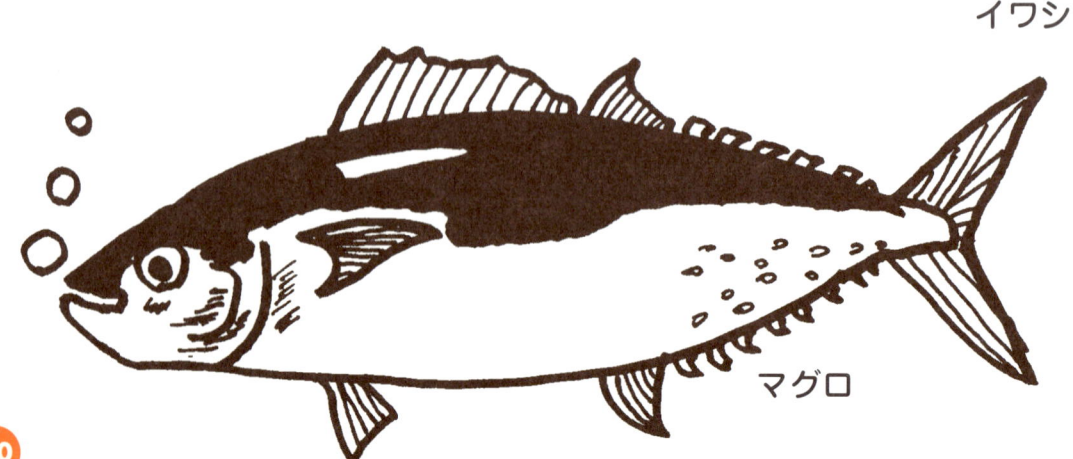

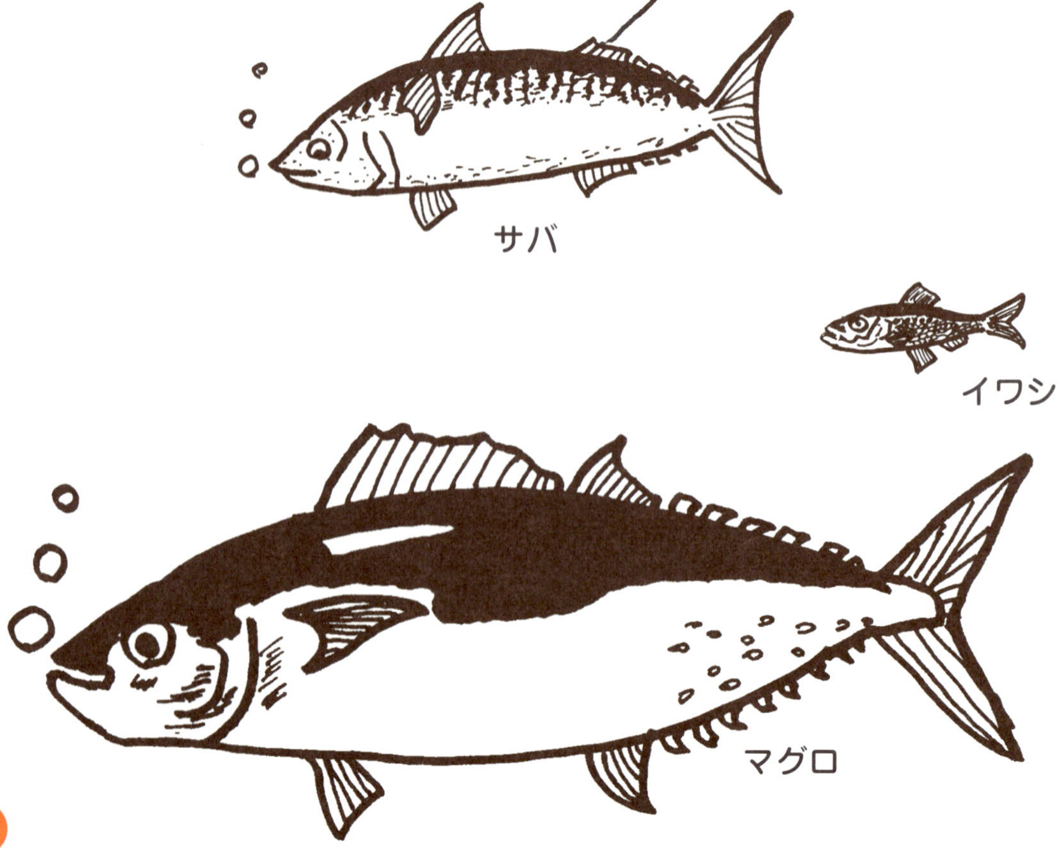

サバ

イワシ

マグロ

あかのなかま

さかな

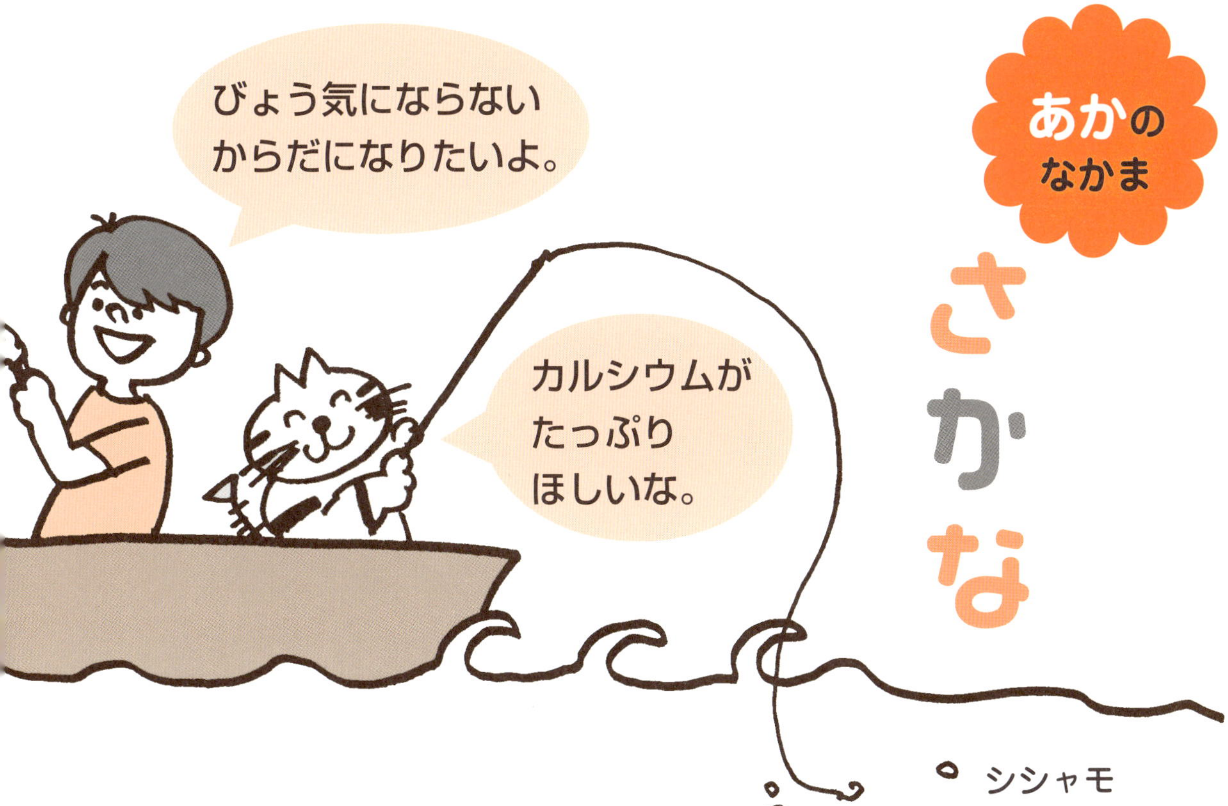

「びょう気にならないからだになりたいよ。」

「カルシウムがたっぷりほしいな。」

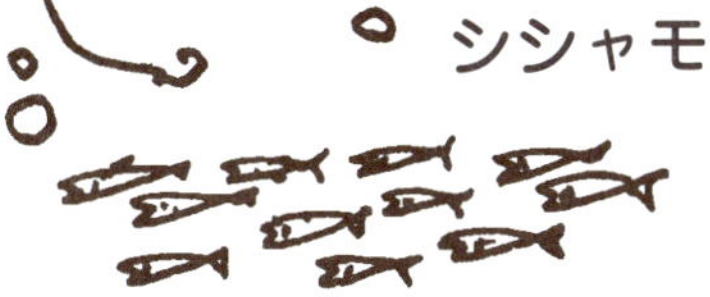

シシャモ

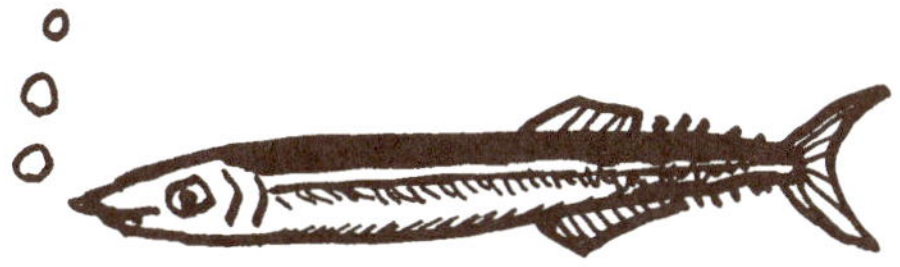

サンマ

ほねごと食べられるシラス、にぼし、シシャモなどには、ほねや歯(は)をじょうぶにするカルシウムがたくさんあります。

知っている魚はいますか？

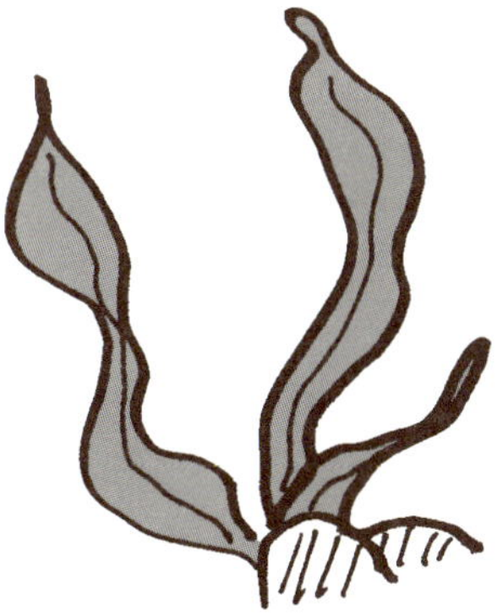

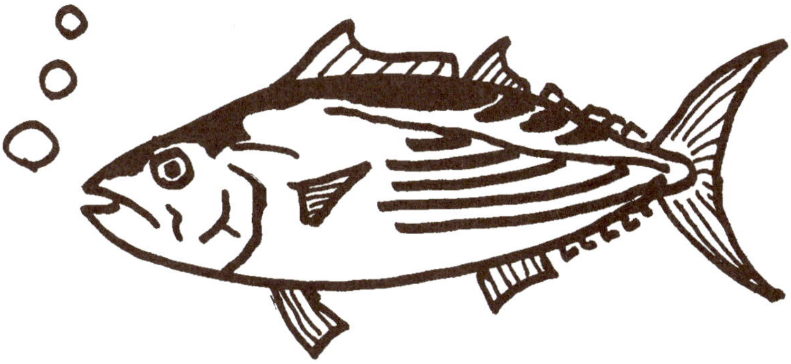

カツオ

あかのなかま # ぎゅうにゅう

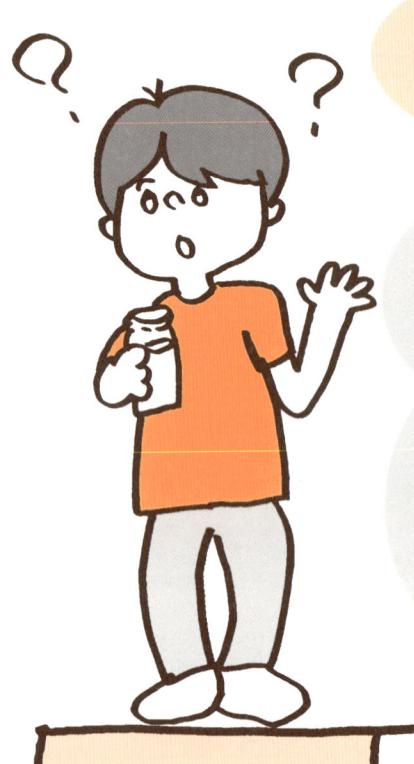

どうして給食には毎日牛にゅうが出るの？

牛にゅうには、ほねや歯をじょうぶにするカルシウムがたくさんあります。カルシウムは、からだの成長にかかせないので毎日とらなければなりません。

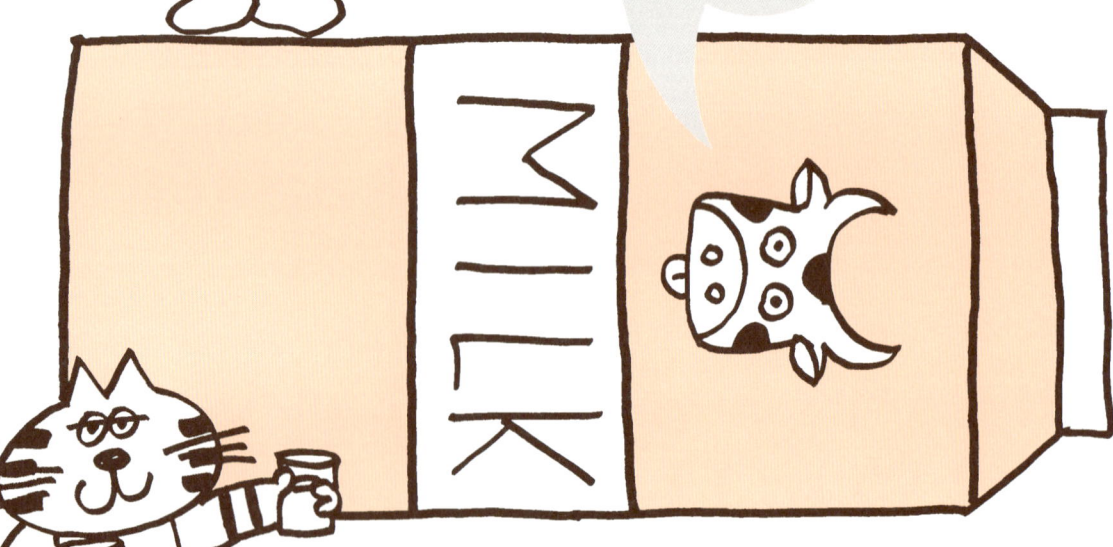

1日にコップ2はいはのもう！
休みの日もわすれずに。

 ## こんな人はどうすればいいかな

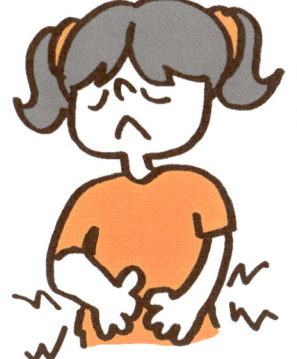
牛にゅうをのむと
おなかが
いたくなるの

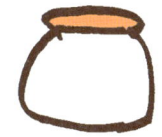 
ヨーグルトやチーズを
食べましょう。
ヨーグルトやチーズは
牛にゅうから作ります。

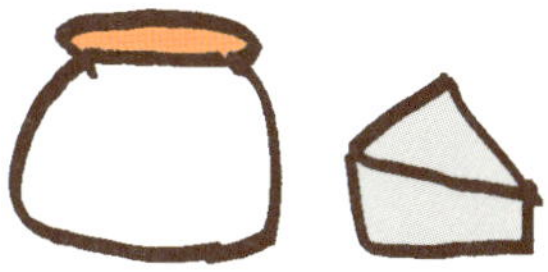

なかなか
ねむれないよ
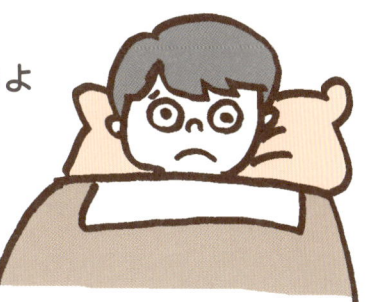

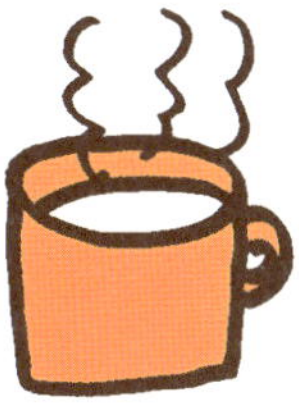

あたためた牛にゅうを
のもう。気もちが
ゆったりして
ねむれます。

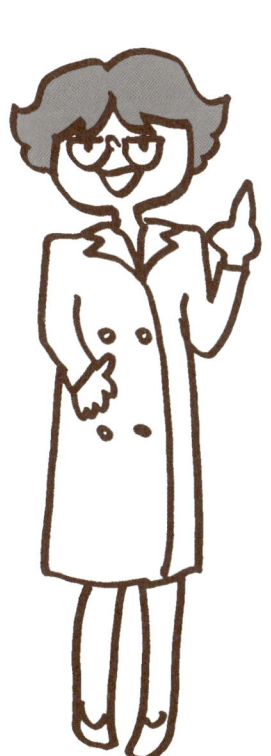

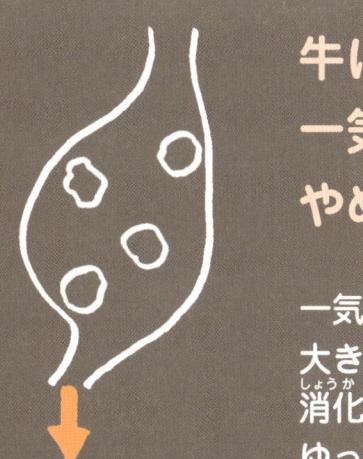

牛にゅうを一気にのむのはやめましょう！

一気にのむとおなかの中で
大きなかたまりになるので、
消化(しょうか)にわるいのです。
ゆっくりのむと、
小さなかたまりになるので
消化(しょうか)がよいです。

あかのなかま だいず

だいずは畑(はたけ)の肉といわれているほどからだの血(ち)やきん肉をつくる栄養(えいよう)のもと（たんぱくしつ）がたくさんあります。

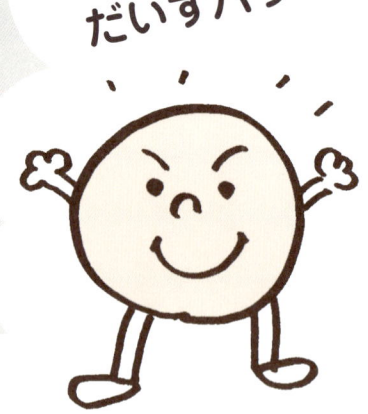

だいずパワー

からだをじょうぶにしたり、おなかのはたらきをよくします。

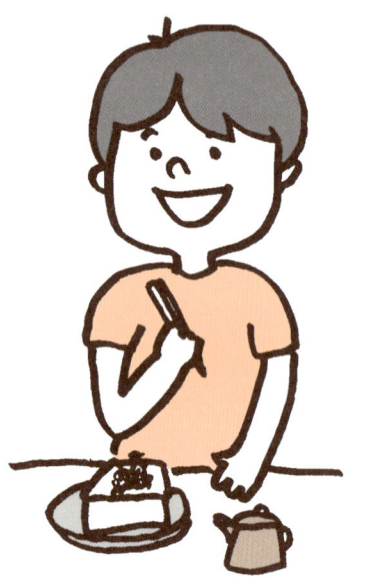

だいずをそのまま食べるより、とうふやなっとうにした方が消化(しょうか)を助(たす)けます。

とうふのできるまで

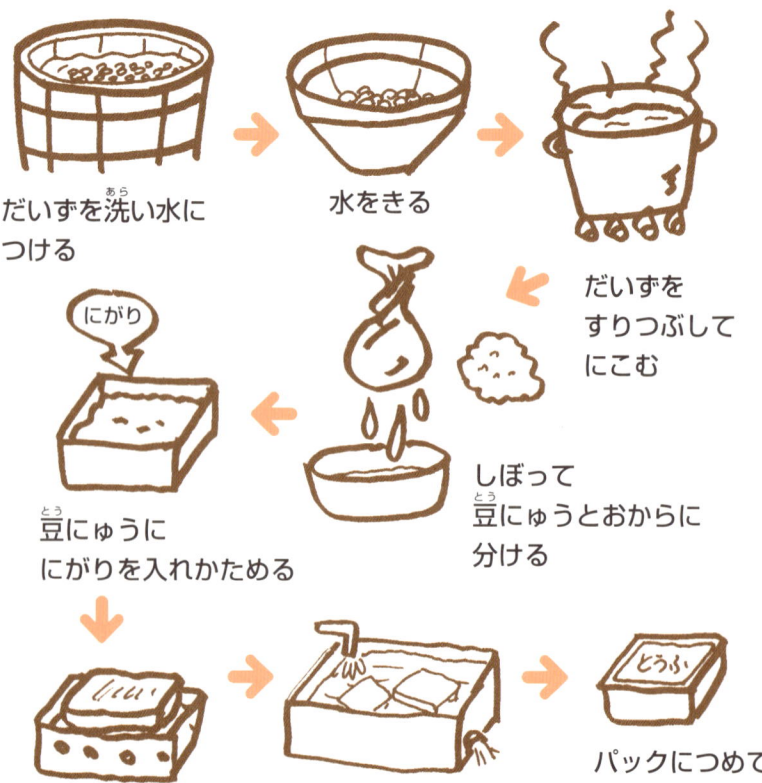

- だいずを洗(あら)い水につける
- 水をきる
- だいずをすりつぶしてにこむ
- しぼって豆(とう)にゅうとおからに分ける
- 豆(とう)にゅうににがりを入れかためる
- 布(ぬの)を入れた型(かた)の中に入れ、おもしをして水分をぬき、カットする
- きれいな水の中に入れ、あくぬきをする
- パックにつめてできあがり！

なっとうのできるまで

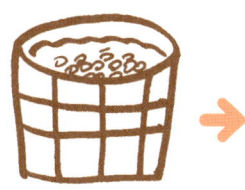
だいずをよく洗い、ひと晩水にひたす

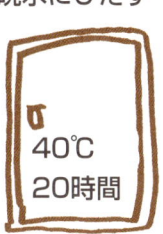
ひたしただいずの水をきり、むしがまに入れてむす

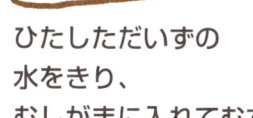
むしただいずになっとう菌をふりかけてまぜる

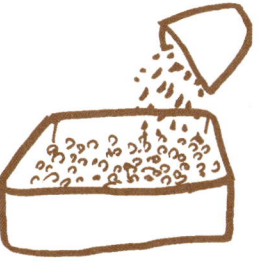
なっとう菌

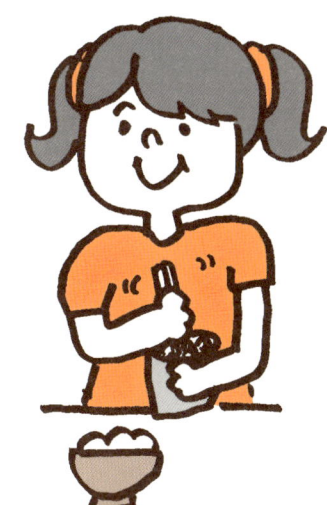

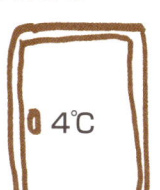
なっとう菌をまぜただいずをパックにつめる

40℃ 20時間

発こう室（むろ）に入れ、40℃、湿度90％以上の中で20時間発こうさせる

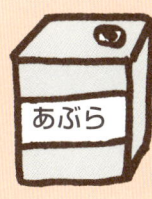
4℃

発こうが終わると冷やし（4℃）、発こうが進まないようにする

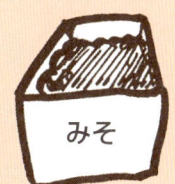
ほうそうしてできあがり！

なっとうのネバネバは、からだにとてもよいのでよくかきまぜて食べましょう。
血をきれいにしたり、いろいろなびょう気をふせぎます。

だいずから作るもの

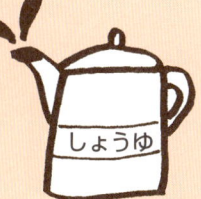
あぶら

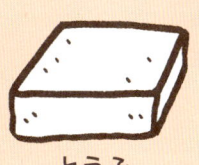
みそ

しょうゆ

とうふ

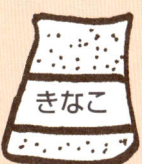
きなこ

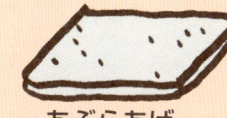
あぶらあげ

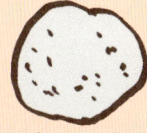
豆にゅう

がんもどき

ゆば

なっとう

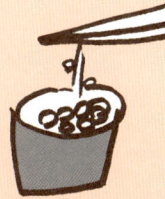

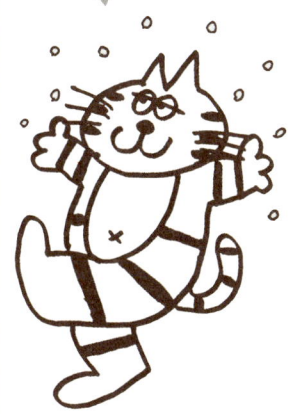
小さいけど力はすごい！

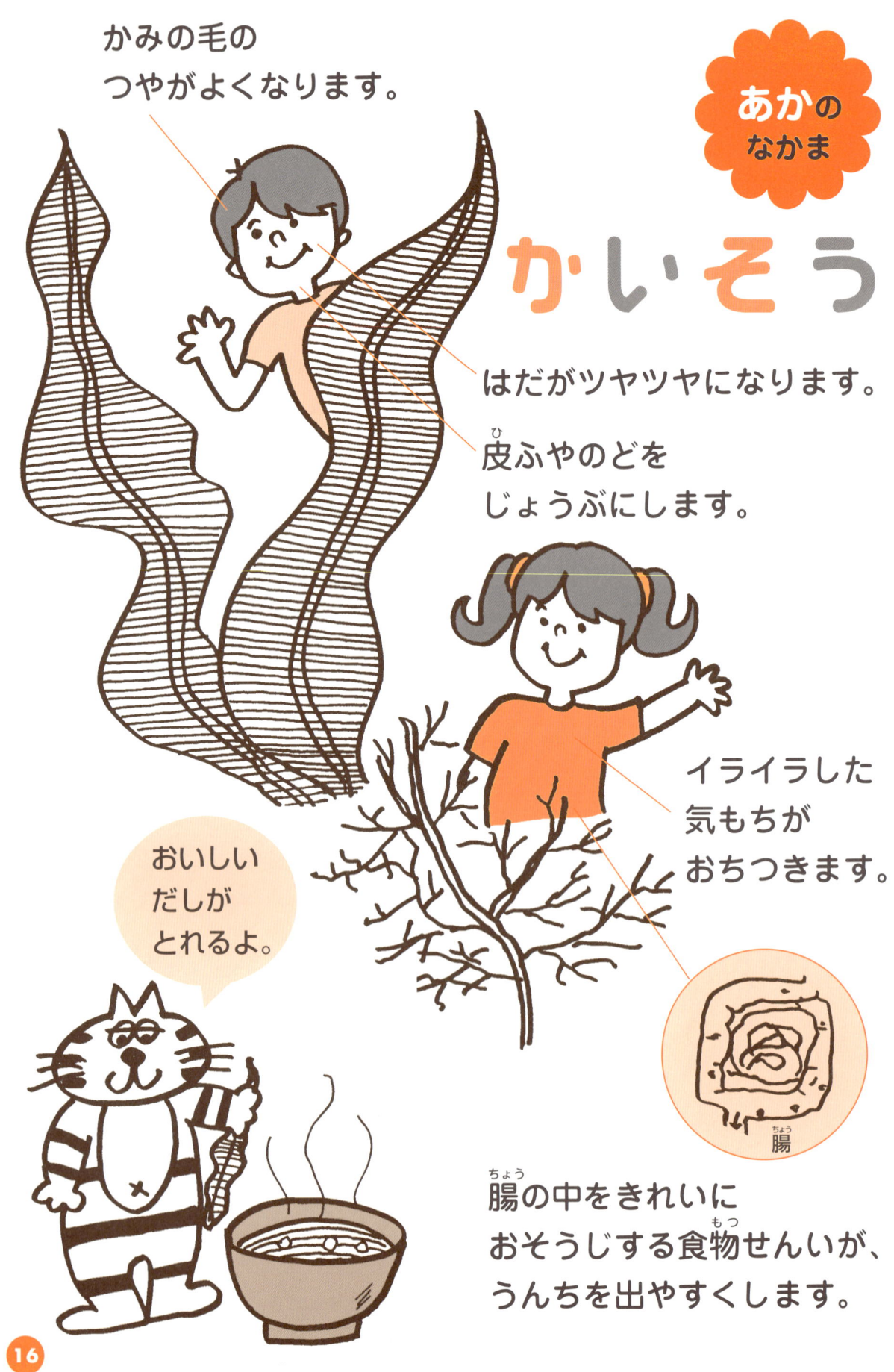

海そうのしゅるいと使い方

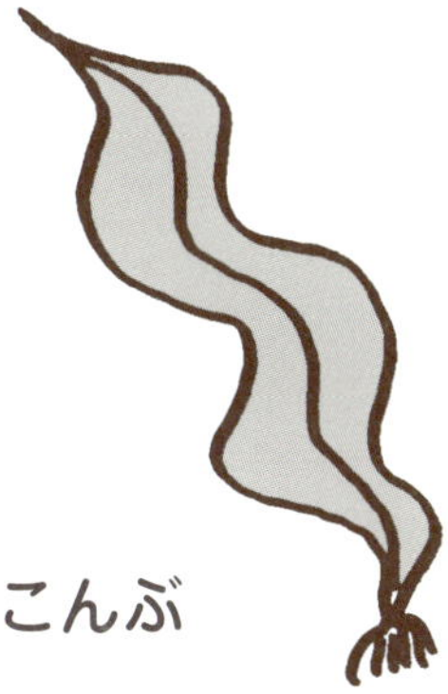

こんぶ

そのまま食べられるのでべんり。
ごはんがおいしく食べられます。

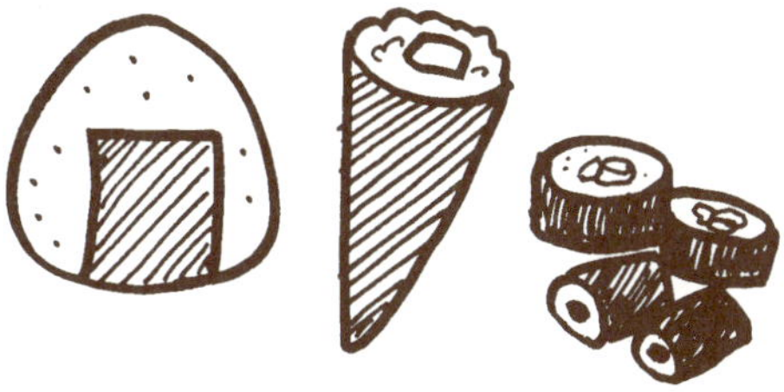

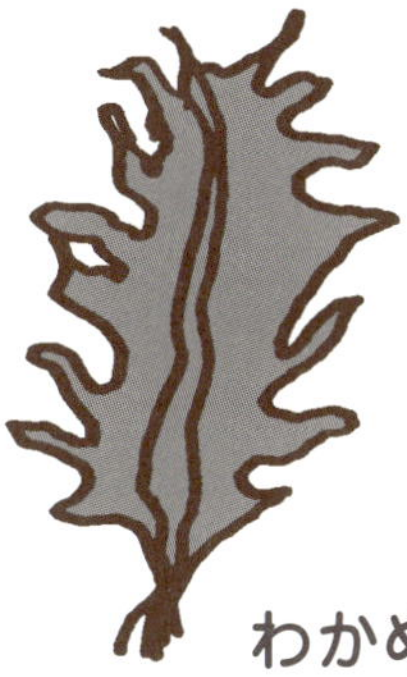

わかめ

みそ汁やすの物、
いろいろなりょう理に
使います。

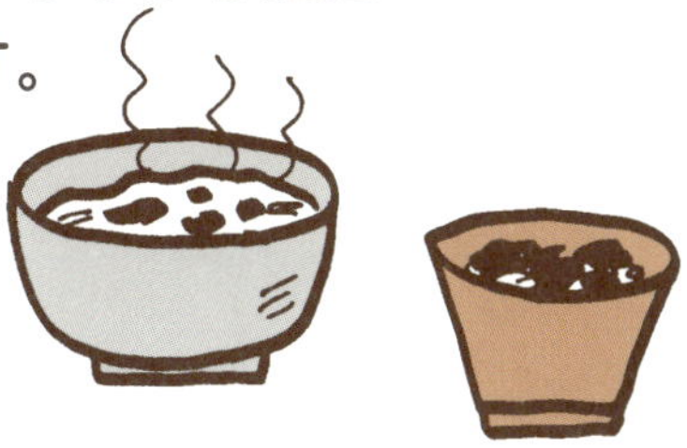

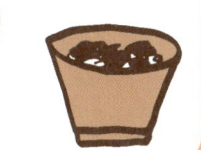

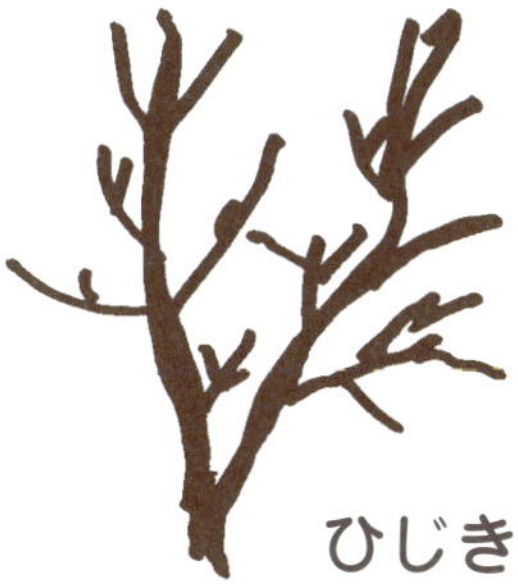

ひじき

北海道でたくさんとれます。
だしをとったり、こぶまき、
おでんなどに使います。

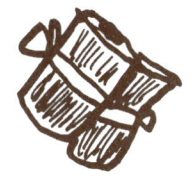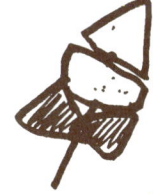

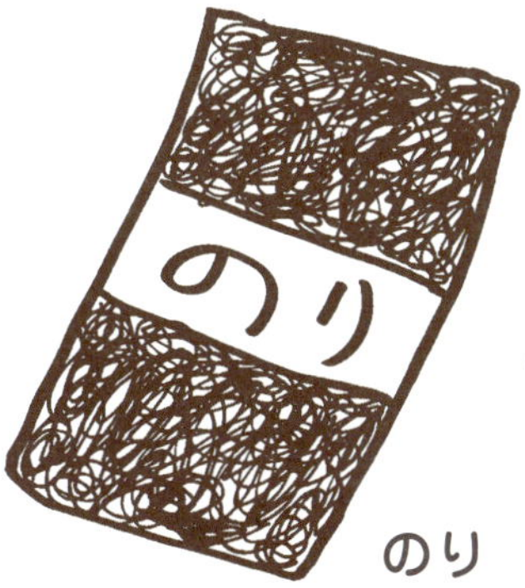

のり

日本のどこの海でもとれます。
にものにしたり、
ごはんにまぜてもおいしいです。

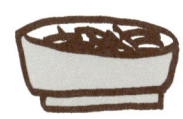

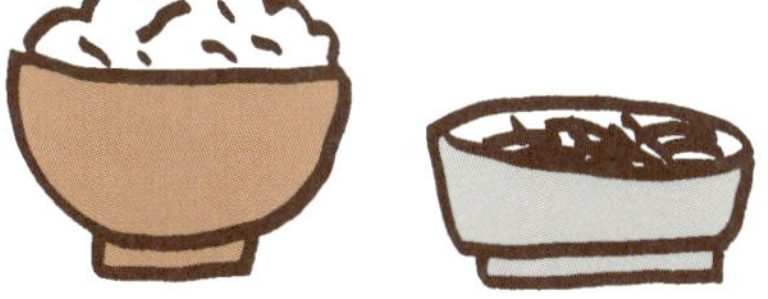

のこりも線でつなげてみよう！

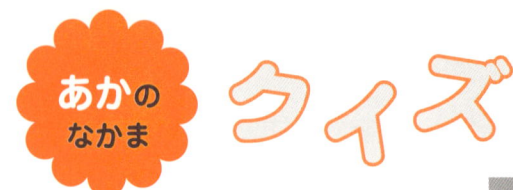

クイズ

あかのなかま

正しいと思う答えを1つえらんでね。
わからなかったら、
もう1回見なおしてみよう。

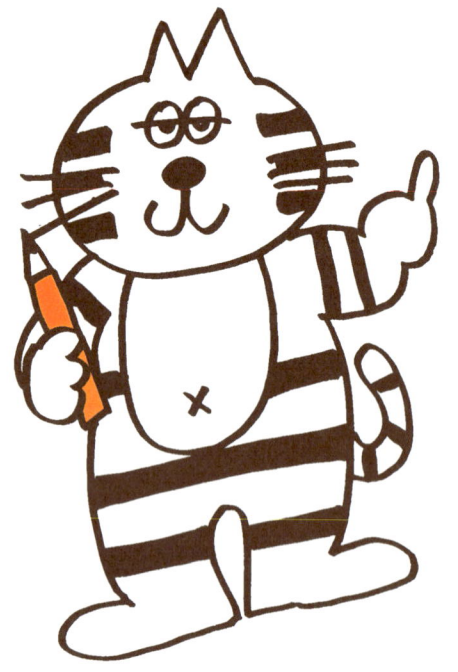

1 たまごは、
からだの中で血や肉となる
① あか
② きいろ
③ みどり
のなかまの食べものです。

2 魚のあぶらは
① ほねをじょうぶにする
② 血をきれいにする
③ よくねむれる
はたらきがあります。

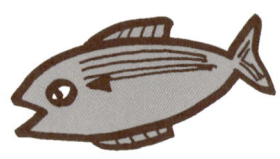

3 牛にゅうは、1日に
① コップ1ぱい
② コップ2はい
③ コップ3ばい
はのみましょう。

4 だいずは畑の
① くだもの
② 米
③ 肉
といわれています。

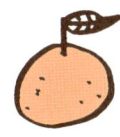

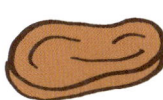

5 海そうはからだの中の
① 腸(ちょう)
② かんぞう
③ 歯(は)
についた食べもののカスをそうじするはたらきがあります。

だいずからどんなものが作られているかな？
□の中に文字を入れましょう。

1 □ う □

2 □ よ □ □

3 □ と □

4 □ ぶ □ げ

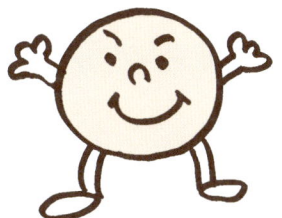

答え：
1.② 2.② 3.② 4.③ 5.①

1.と(う)ふ 2.し(ょ)う(ゆ) 3.な(っ)と(う) 4.あ(ぶ)ら(あ)げ 5.み(そ)

きいろのなかま こめ、パン、めん

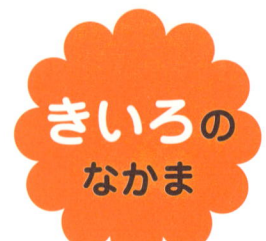
米

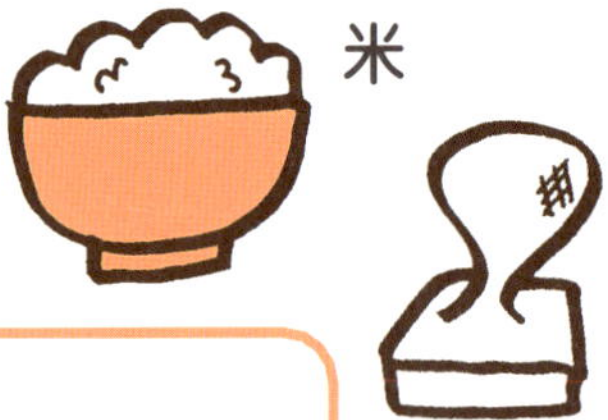

米はからだの中で消化され、勉強したり、運動をするためのエネルギーになります。
いろいろな食べもの（おかず）といっしょに食べるとおいしいです。
昔から主食（食事の中心となる食べもの）として食べられてきました。
おかずといっしょに食べましょう。

ごはん（米）は頭のはたらきをよくするんだよ！

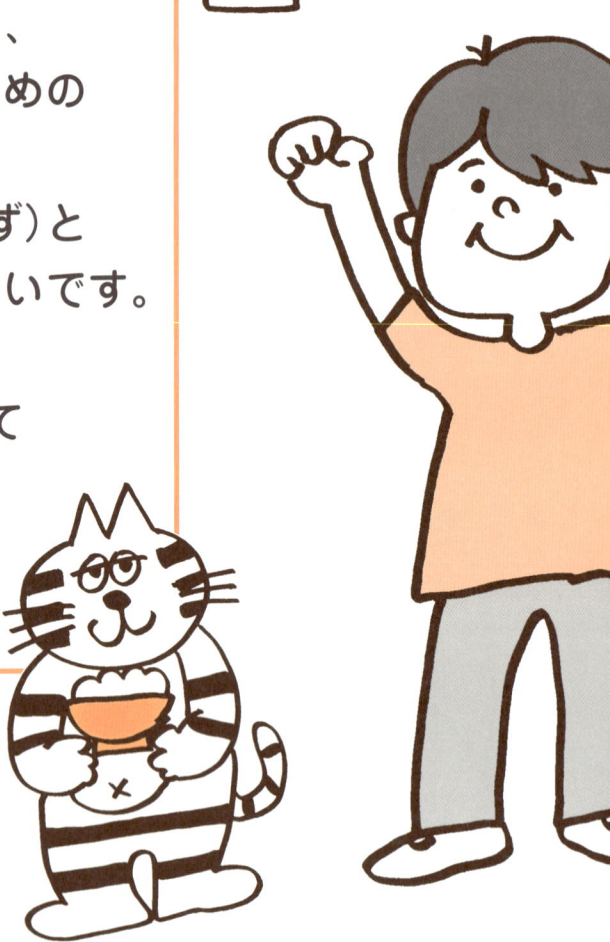

いろいろな国のめん

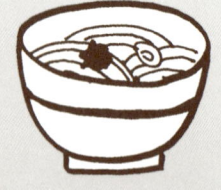
うどん（日本）

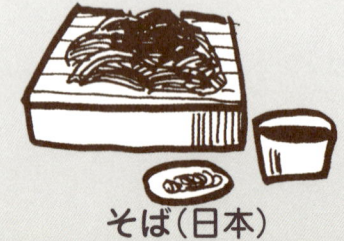
そば（日本）

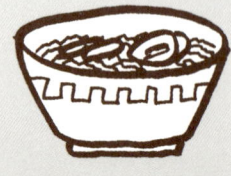
ラーメン（中国）

米、パン、めんは元気のもと！

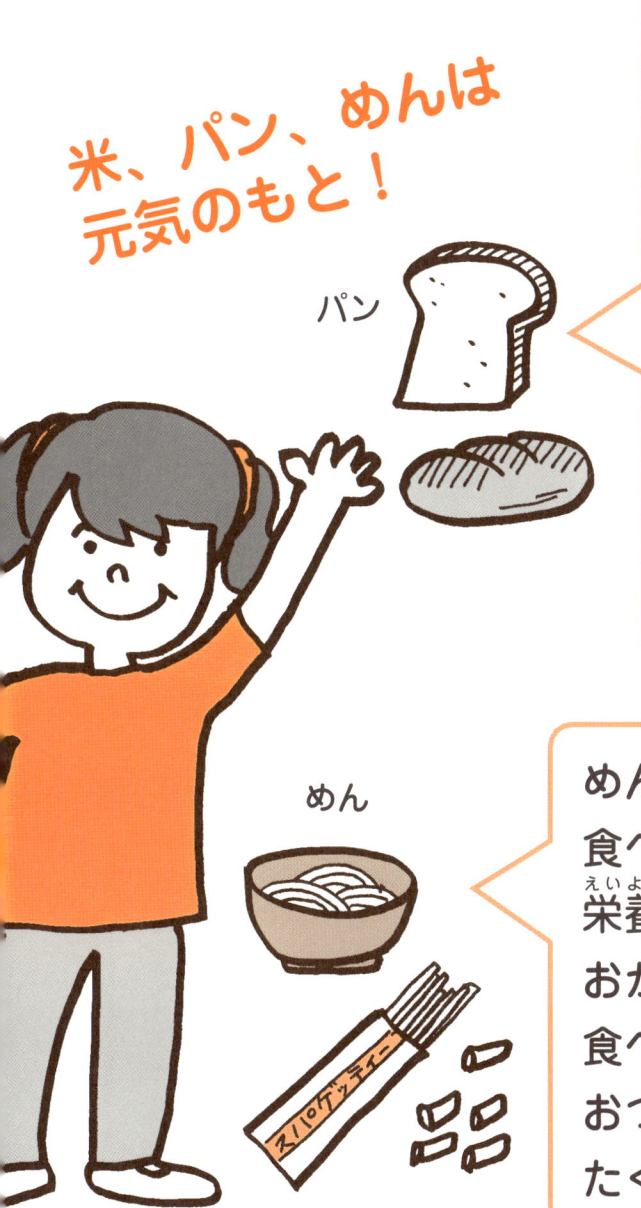

パン

パンは米と同じように主食になります。
バターやジャムなどをつけすぎないようにしましょう。
パンだけで食べることができるので、おかずを食べないことがあります。
おかずといっしょに食べましょう。

めん

めんはおかずを食べなくても食べることができるので、栄養がかたよります。
おかずもいっしょに食べましょう。
おつゆには、しおやしょうゆがたくさん入っているので、ぜんぶのむのはやめましょう。

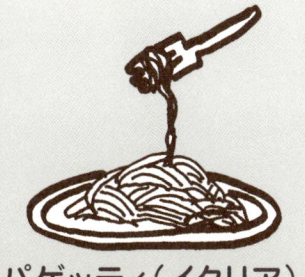
スパゲッティ（イタリア）

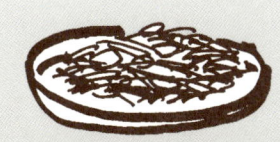
ビーフン（台湾、中国、タイなど）

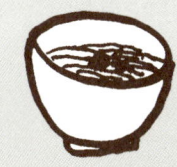
フォー（ベトナム）

きいろのなかま　いも

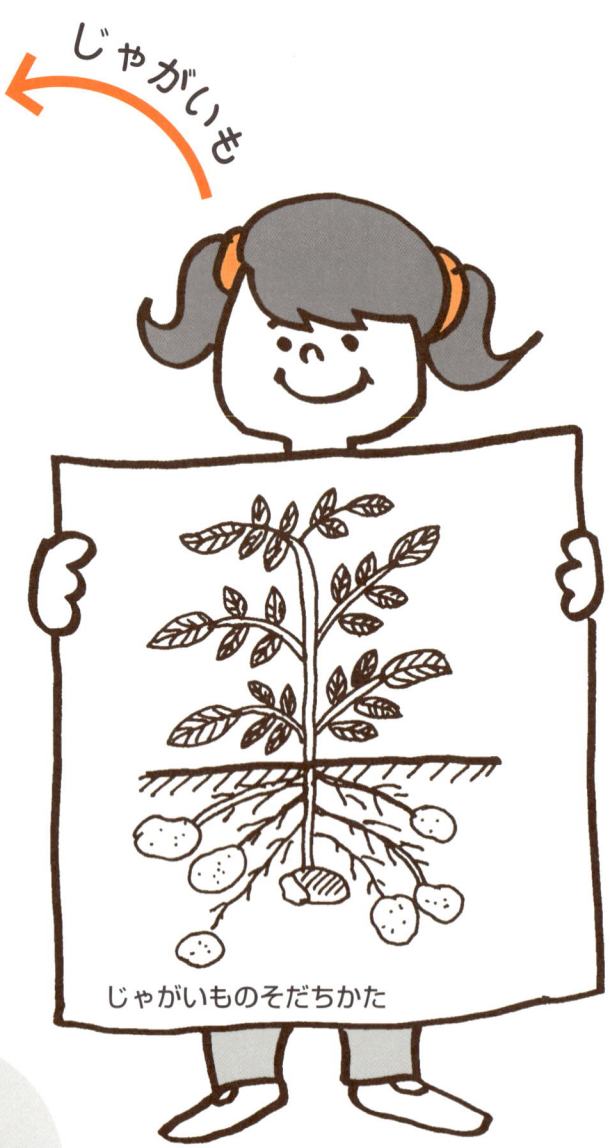

じゃがいも

じゃがいものそだちかた

でんぷんがたくさん入っています。でんぷんはからだを動（うご）かす力やねつになります。

ごはんやパンのかわりに主食（しゅ）として食べる国もあります。

からだの調子（ちょう）をととのえるやさいやくだものと同じようにビタミンCがあります。

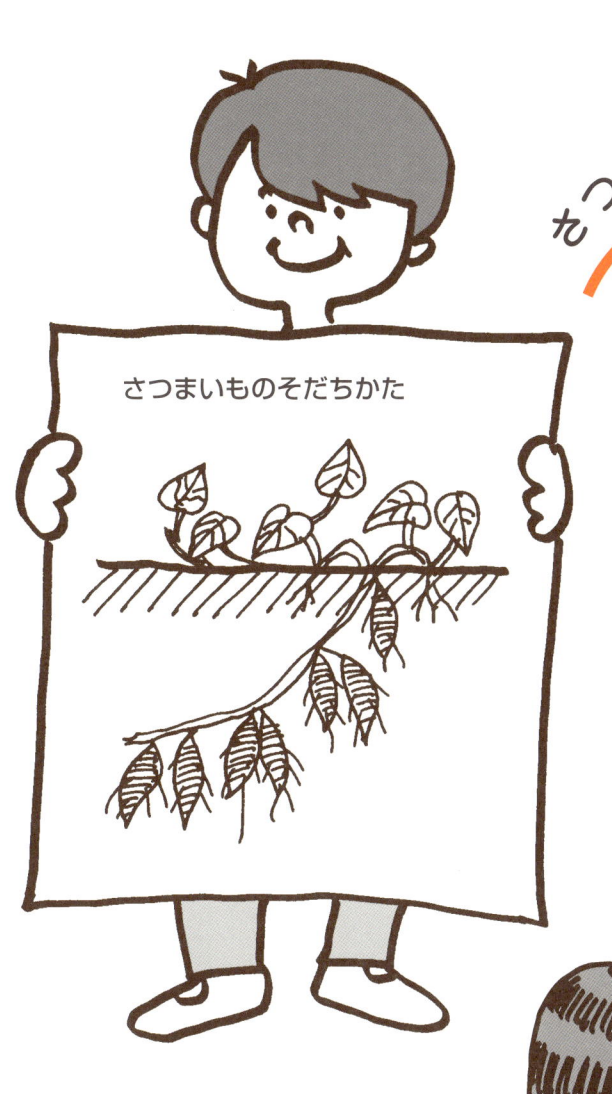

さつまいも

腸（ちょう）の中を
そうじする
食物（もつ）せんいが
あります。
いろいろな
土地で
とれます。

さつまいものそだちかた

里にできるいもなので
さといも。
ヌルヌルがからだによいです。

さといも

ほかにはどんな
おいもが
あるかな？

やまいも

山にできるいもなので
やまいもといいます。
すりおろした「とろろ」は
消化（しょうか）がよいです。

じねんじょ　やまといも

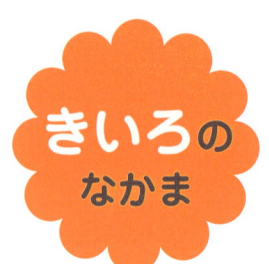

しぼうはからだの中で
エネルギーとしてはたらきます。

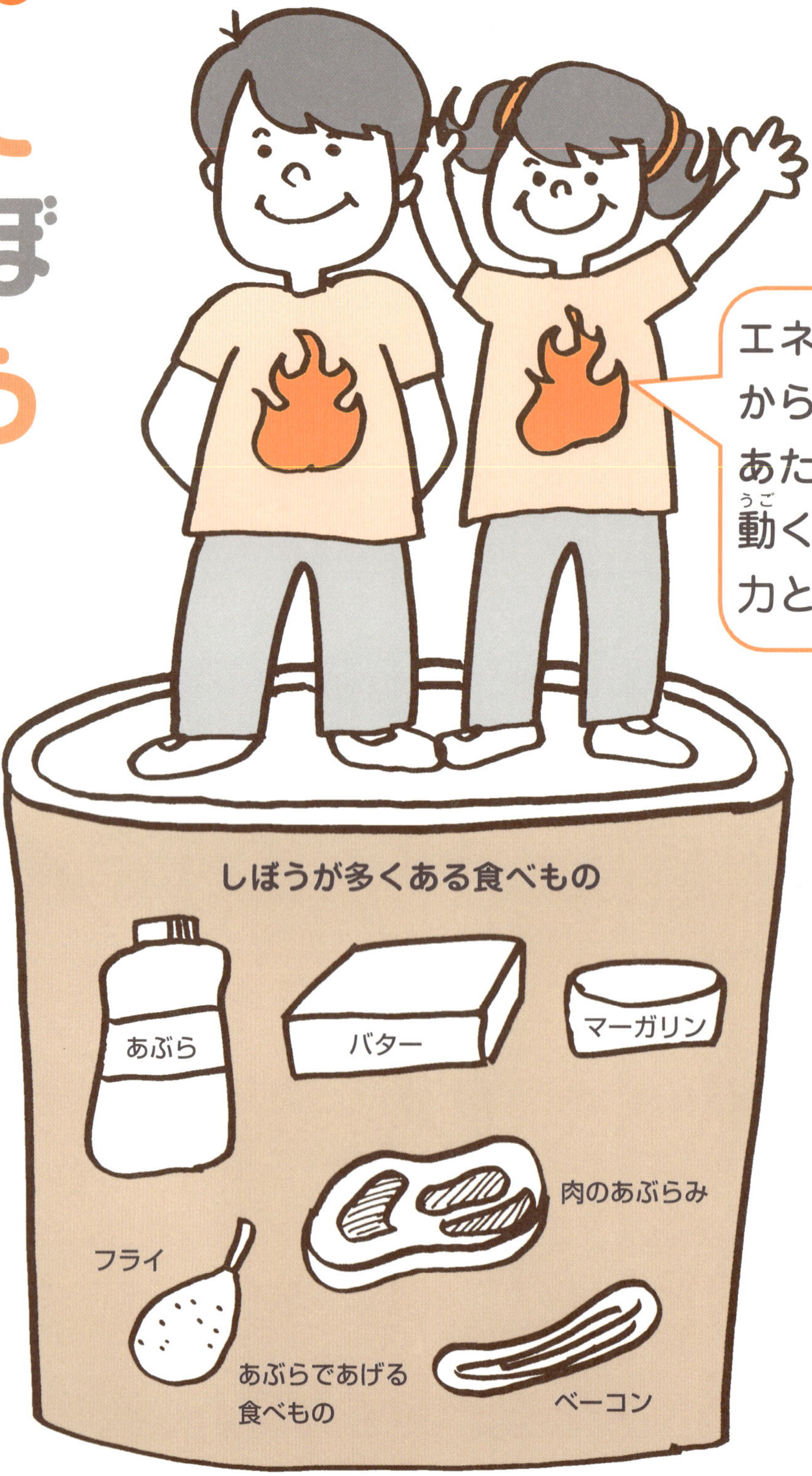

しぼう

エネルギーは
からだを
あたためたり、
動(うご)くための
力となります。

しぼうが多くある食べもの

- あぶら
- バター
- マーガリン
- フライ
- あぶらであげる食べもの
- 肉のあぶらみ
- ベーコン

❗ みんなの大すきな
こんなものにも
しぼうがあります。

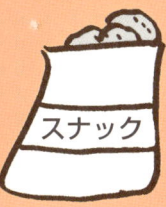
スナックがし

ケーキ

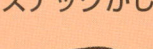
ドーナッツ

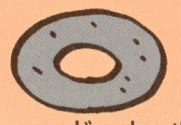
ナッツ類（るい）

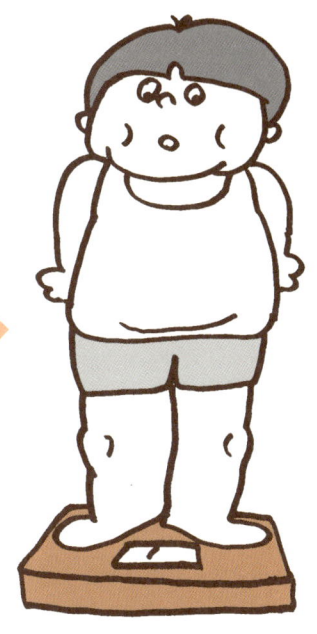

食べすぎると
太ります。

エネルギーのもとは
給食（きゅう）にもたくさん
かくれているよ！

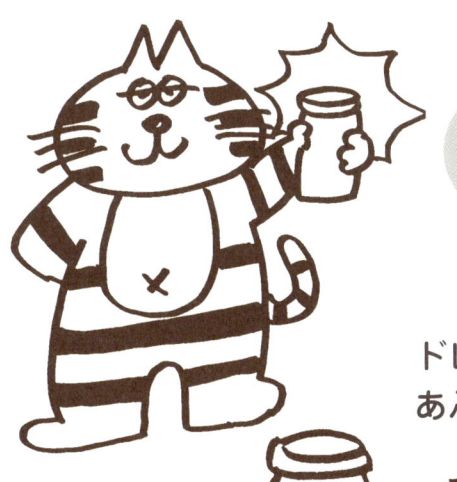

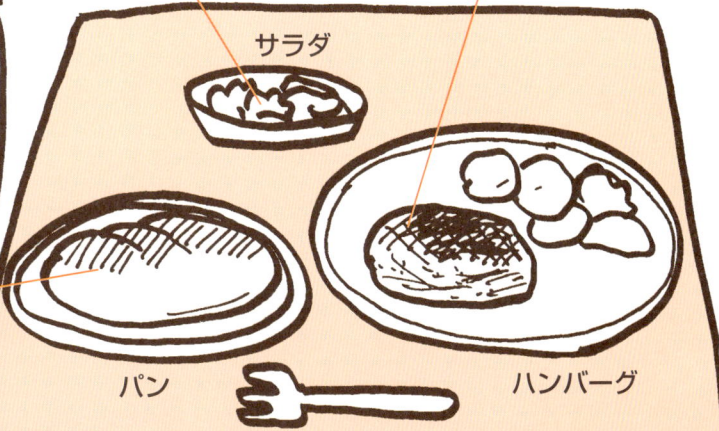

乳（にゅう）しぼう分が
ある —— 牛にゅう

バターが
入っている —— パン

ドレッシングに
あぶらを使（つか）っている —— サラダ

あぶらでやく —— ハンバーグ

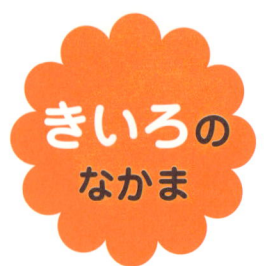

さとう

つかれた時、
さとうを食べると
すぐ元気になります。

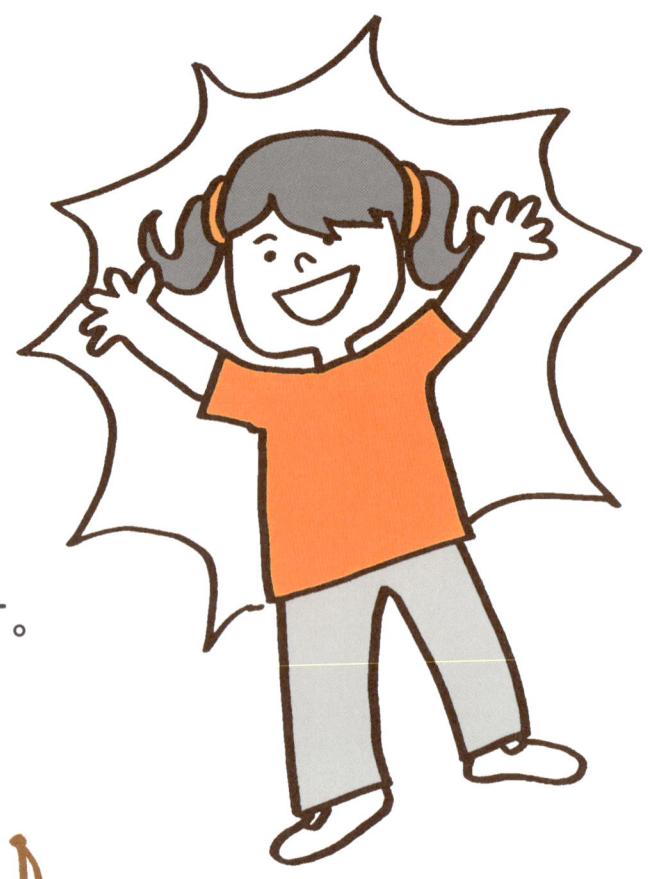

でも、
とりすぎると…
肥(ひまん)満のもと。

いろいろな
びょう気になります。
虫歯(ば)になりやすく
なります。

! さとうをとりすぎないために
こんなことを気をつけましょう。

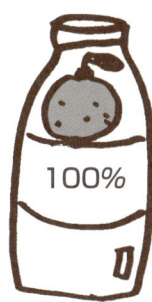
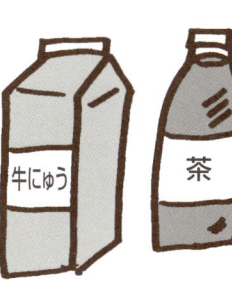

のどがかわいたら、
牛にゅう、お茶、
お水、果汁100％の
ジュースなどを
のみましょう。

クッキーやケーキ、
プリンなどは
さとうがたくさん入っています。
食べすぎないように
量を決めて食べましょう。

くだものには
さとうのなかまが
入っています。
食べすぎないように
ちゅういしましょう。

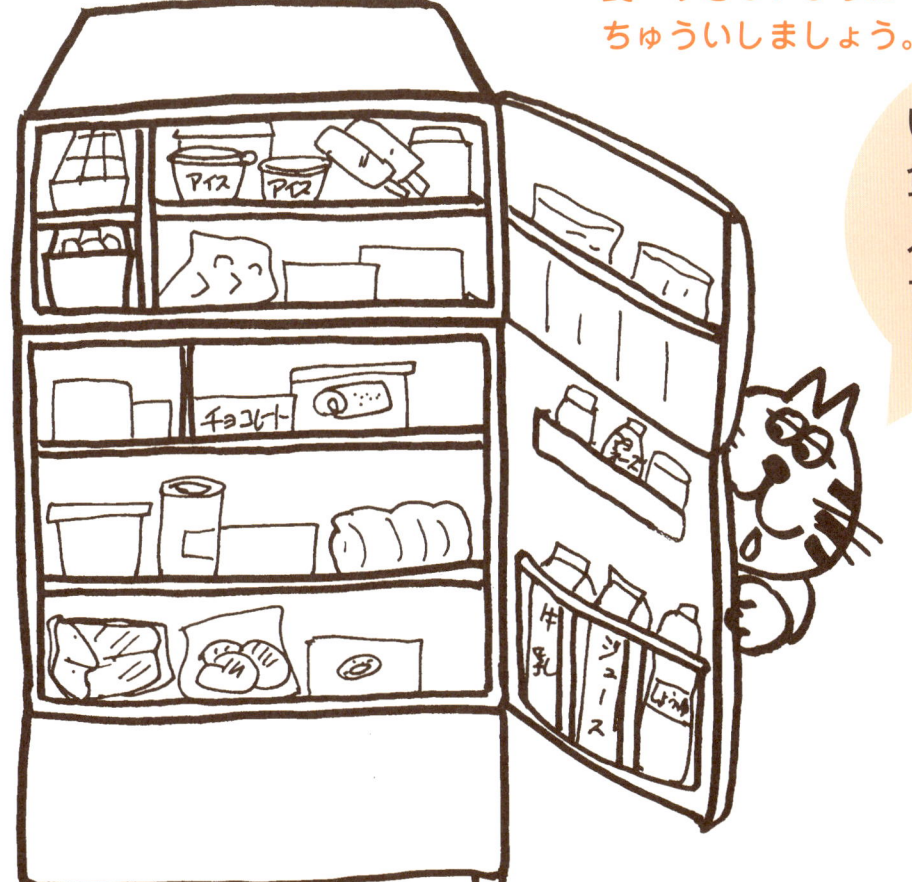

いろいろな
食べものに
入っているので
ちゅうい
しようね。

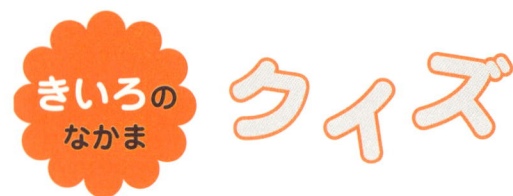

きいろの なかま

○×クイズだよ。正しいものには○、まちがえているものには×を書いてね。

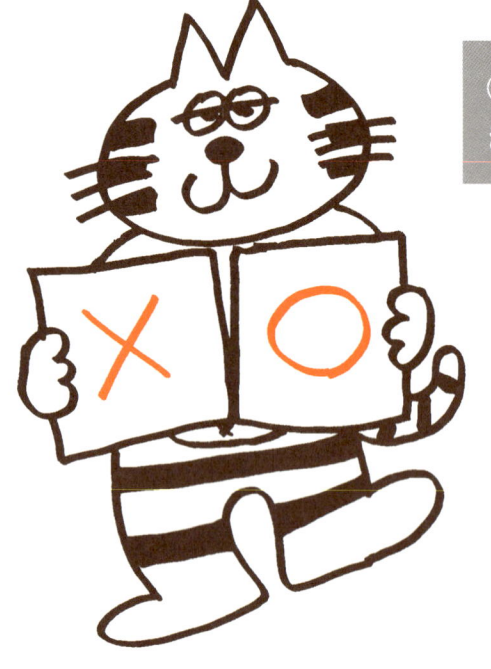

1 ごはんは
おかずといっしょに
食べなくても
栄養（えいよう）がとれます。□

2 じゃがいもは、
やさい、くだものと同じビタミンCがあるので、
みどりのなかまの食べものです。□

3 てんぷらは、
あぶらであげているので、
しぼうが多いです。□

4 さとうは、
つかれた時に食べるとすぐ
元気になる食べものです。□

お友だちにもクイズを出そう！自分で問題を考えてね。

例： 里でとれて、ヌルヌルしているおいもは？ ＝ さといも

1. ＝ そば
2. ＝ さつまいも
3. ＝ パン
4. ＝ ケーキ
5. ＝ ごはん

ヒント
1. 日本で昔から作られているよ。
2. 畑をおうえんしてくれてあまい味がするおいもは？
3. 主食とよぶもので、パン・ケーキなどをつけて食べるのは？
4. ようふくをたくさんつくって、おたん生日によく食べるものは？
5. 頭のはたらきをよくするもので、日本人の主食といえば？

答え： 1.× 2.× 3.○ 4.○

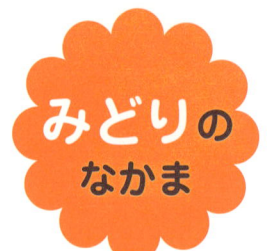

色のこいやさい

みどりのなかま

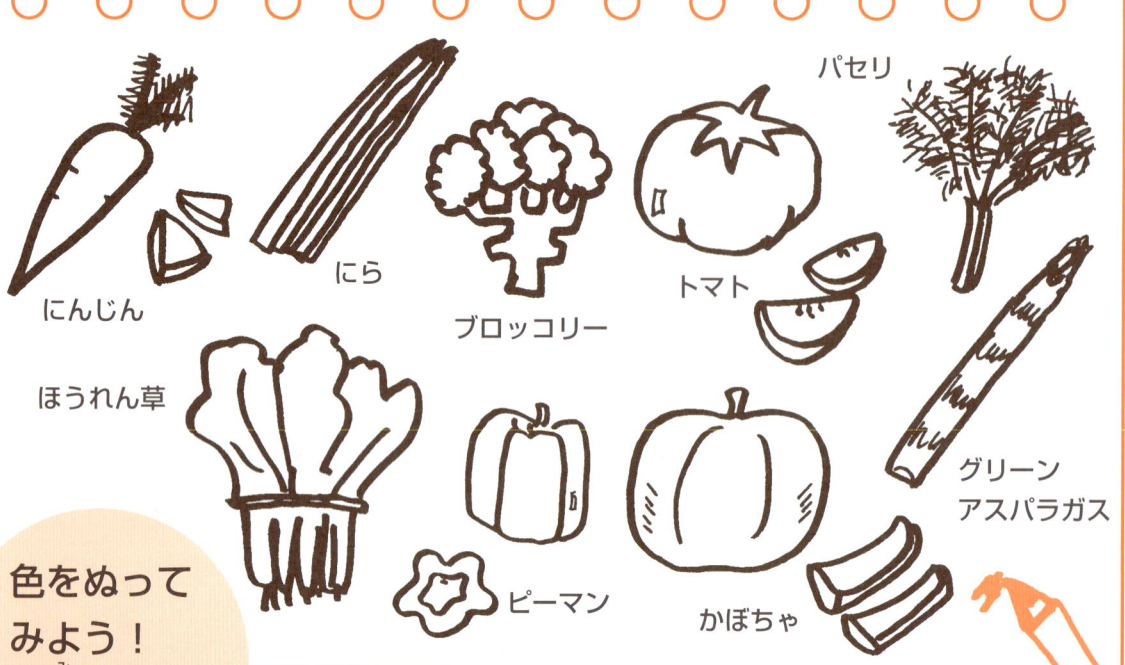

にんじん / にら / ブロッコリー / トマト / パセリ / ほうれん草 / ピーマン / かぼちゃ / グリーンアスパラガス

色をぬってみよう！中身（み）の色も同じかな？

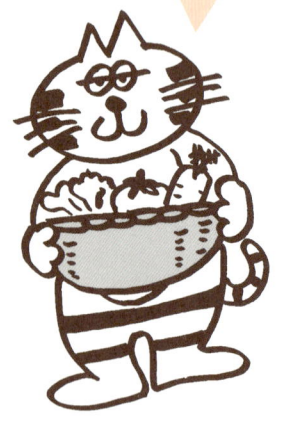

色のこいやさいとは、皮（かわ）をむいた中身（み）の色が赤・緑（みどり）・黄色など色がついているやさいです。
びょう気にかかりにくくし、
目やはだにとてもよいはたらきをします。

これらのやさいをとらないと…

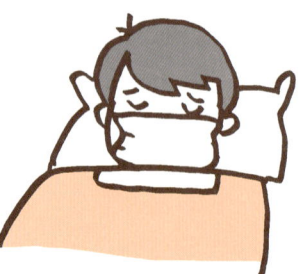

びょう気にかかりやすく、カゼをひきやすくなる

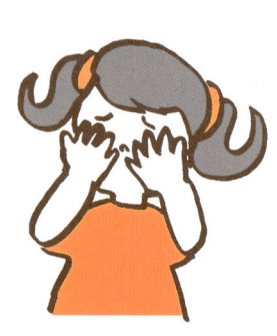

目がつかれる

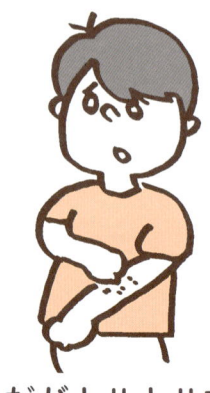

はだがカサカサする

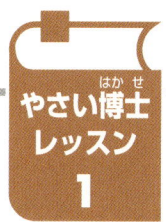

やさい博士レッスン 1

にんじん

にんじんの背の高さ

背が高いのが東洋種といって、日本や中国などに多いもの。低いのが西洋種で、ヨーロッパなどに多いもの。東洋種は色があざやかなので、きんぴらやにものなどに、西洋種はあまみが多くやわらかいので、シチューやサラダにむいています。

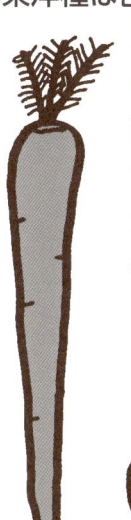
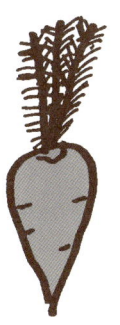

赤い色は栄養の色！

にんじんの赤い色はカロテンという名前がついています。英語のキャロット（Carrot）はカロテンからきたといわれています。主に、がんを予防したり、はだをツヤツヤにするはたらきがあります。にんじんを輪切りにすると、外がわの方が色がこく、中心にいくほどうすくなっていますが、これは外がわの方にたくさんカロテンがあるので、皮をむく時はうすめにした方がよいのです。

いろいろなにんじんりょう理

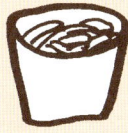
きんぴら

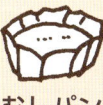
むしパン

キャロットゼリー

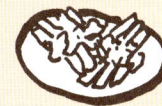
てんぷら

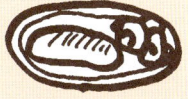
にんじんグラッセ

みどりのなかま 色のうすいやさい

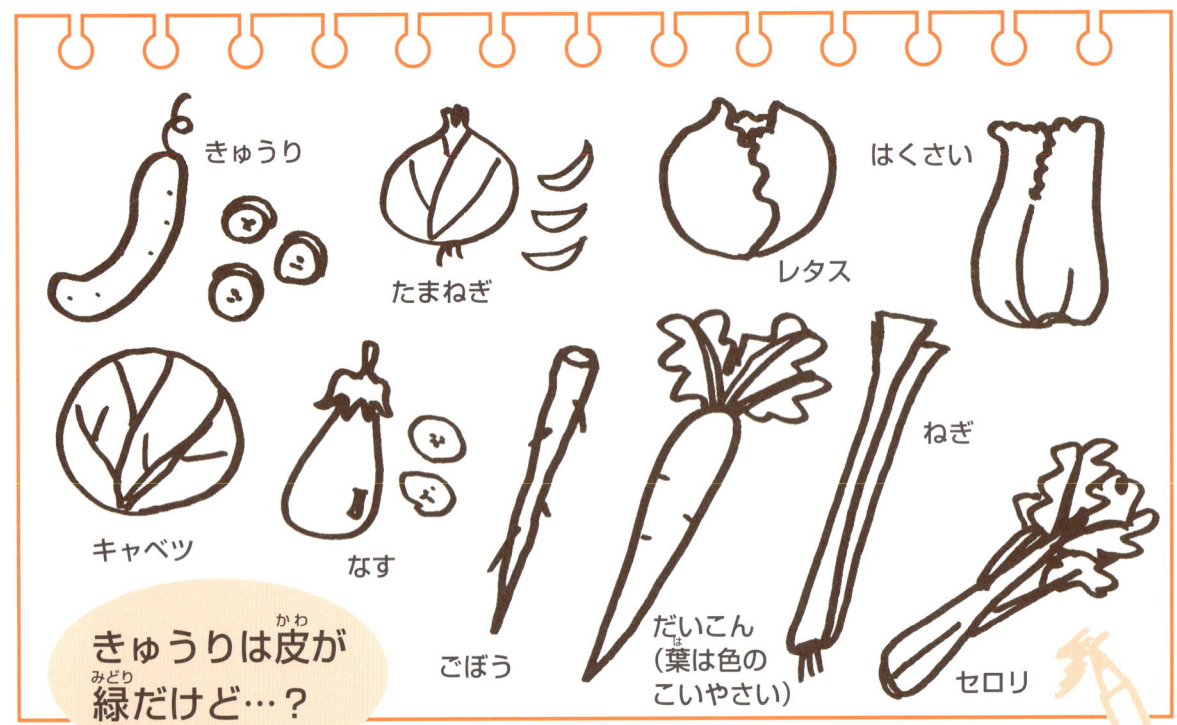

きゅうり
たまねぎ
レタス
はくさい
キャベツ
なす
ごぼう
だいこん（葉は色のこいやさい）
ねぎ
セロリ

きゅうりは皮が緑だけど…？

色のうすいやさいとは、皮をむいた中身の色がうすいやさいのことです。腸のはたらきをよくする食物せんいやビタミンCが多くふくまれています。

これらのやさいをとらないと…

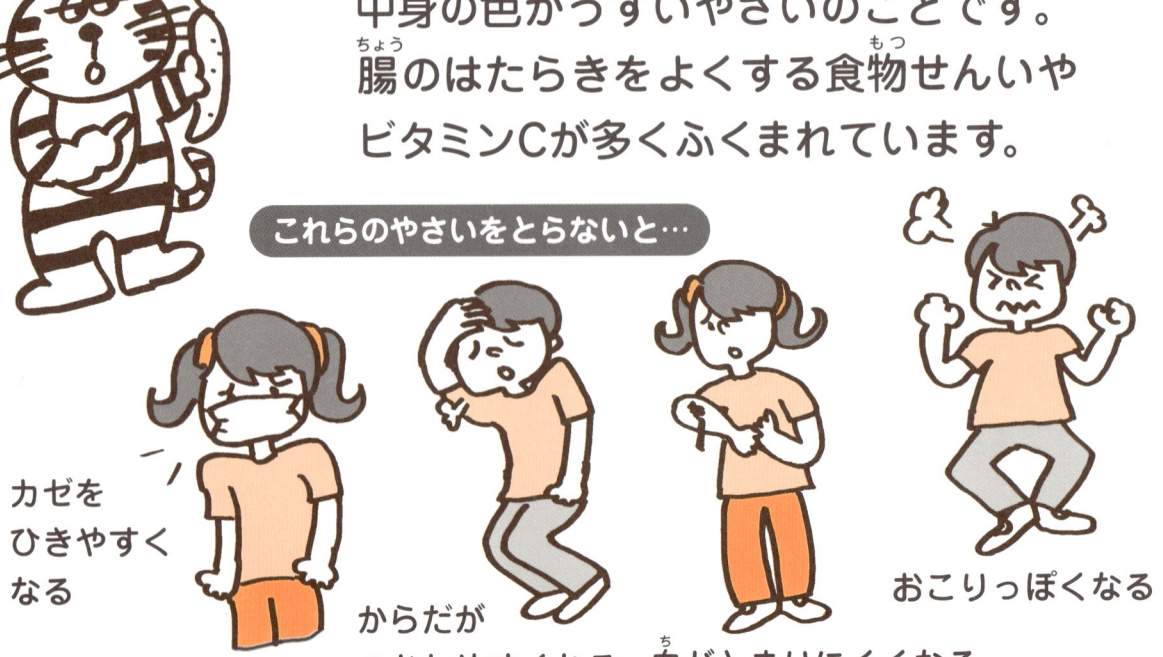

カゼをひきやすくなる

からだがつかれやすくなる

血がとまりにくくなる

おこりっぽくなる

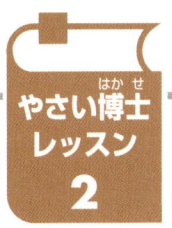

やさい博士レッスン2

たまねぎ

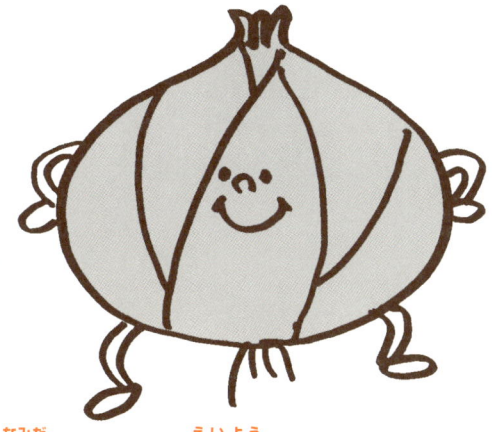

たまねぎは神聖なやさい

紀元前4000年ごろ、エジプトではお供えものとして使われ、祝日には食たくにのせていました。日本には明治4年にアメリカから伝わり、初めは人気がなかったのですが、コレラというびょう気が流行した時、コレラに効くとブームになりました。

涙のもとは栄養のもと

たまねぎを切るとき涙が出ますが、これは刺げき成分（硫化アリル）のためです。この成分は、からだを温め、ぶた肉などにふくまれるビタミンB1をからだの中にたくさん吸収するはたらきがあります。だから、ぶた肉などといっしょに食べると栄養がたくさんとれます。

染りょうにも活やく

イランやインドのサラサという衣装は、たまねぎの赤い外皮からの色で染めたものです。

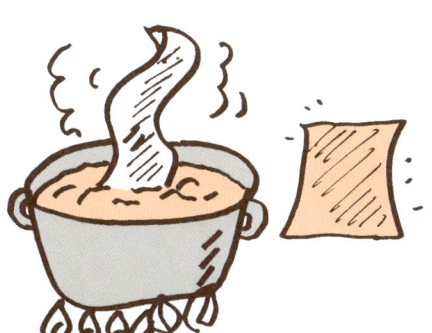

いろいろなたまねぎりょう理

たまねぎは、生のまま食べるとからく、いためるとあまくなる不思議なやさいです。

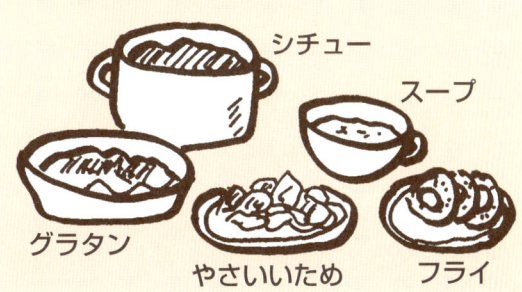

シチュー
スープ
グラタン
やさいいため
フライ

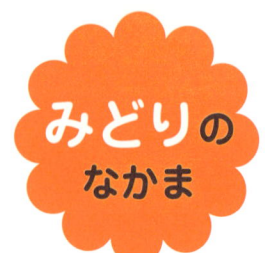

くだもの

みどりのなかま

くだものはからだを元気に、おなかの調子をよくします。はだもスベスベにします。とくにみかんやレモンなどにはビタミンCという栄養がたくさんふくまれています。また、りんごは腸のはたらきをよくします。

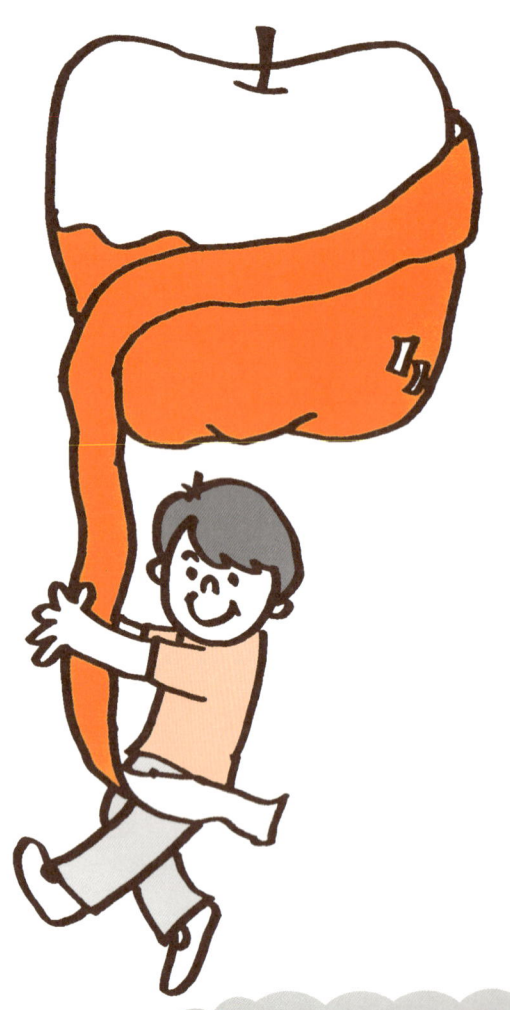

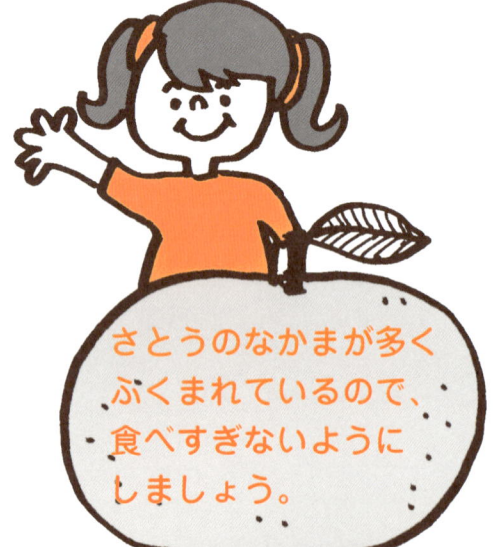

さとうのなかまが多くふくまれているので、食べすぎないようにしましょう。

旬のくだもの電車

はる

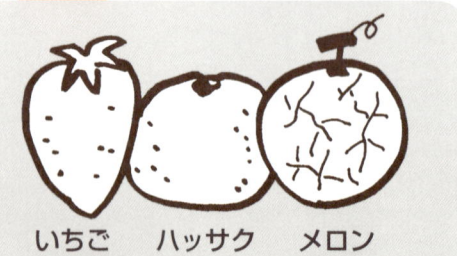

いちご　ハッサク　メロン

なつ

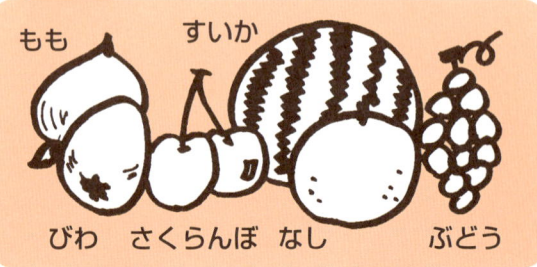

もも　すいか
びわ　さくらんぼ　なし　ぶどう

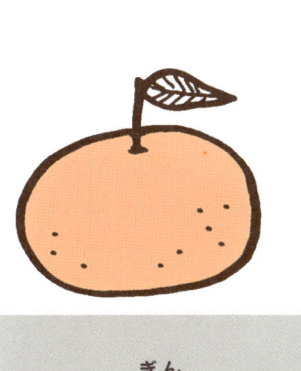
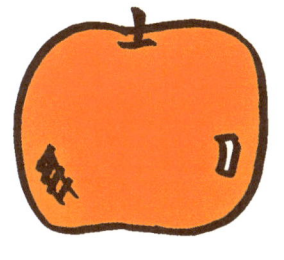
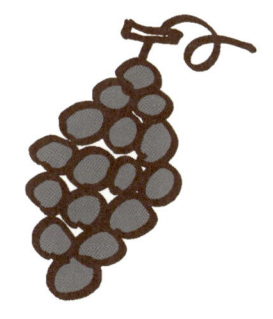

朝食べるくだものは金
昼食べるくだものは銀
夜食べるくだものは銅といいます。

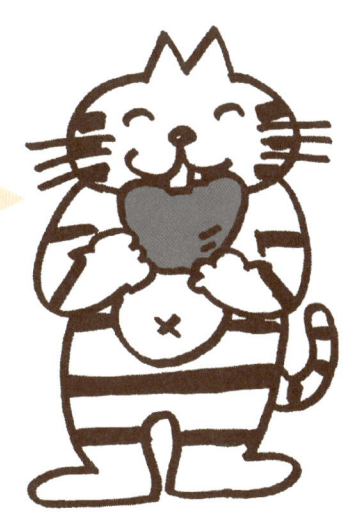

朝は１日のはじまりで、その日を元気にすごすためにくだものを食べるとよいので、金なんだよ。夜はねるだけなので銅。日本では、春、夏、秋、冬、いろいろなくだものがとれます。その季節にとれたものはおいしく、栄養もあるよ。

あき

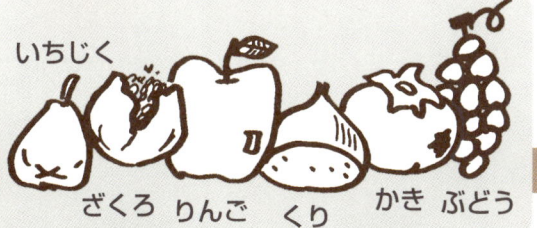

いちじく　ざくろ　りんご　くり　かき　ぶどう

ふゆ

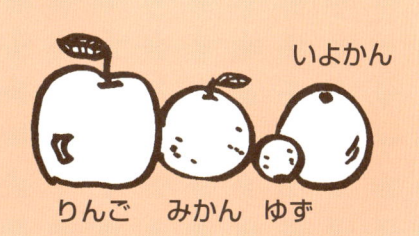

りんご　みかん　ゆず　いよかん

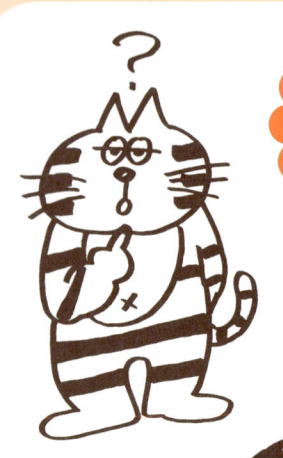

みどりの なかま クイズ

次のくだものがとれる季節(きせつ)はいつかな？

1 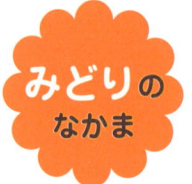 すいか □

2 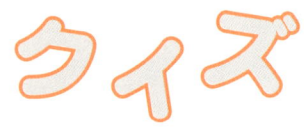 りんご □

3 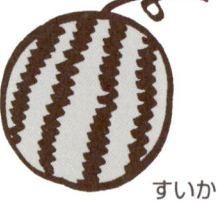 いちご □

4 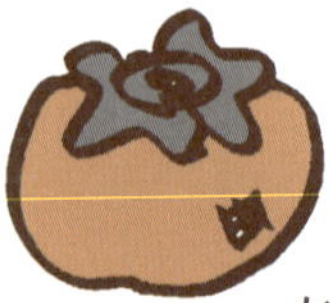 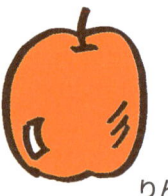 かき □

5 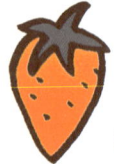 もも □

6  みかん □

7 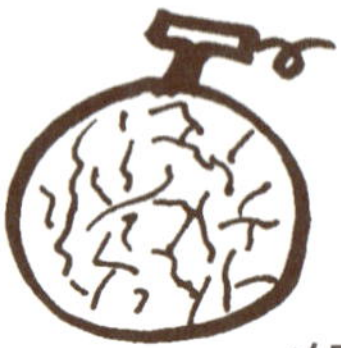 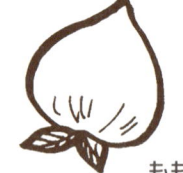 メロン □

8 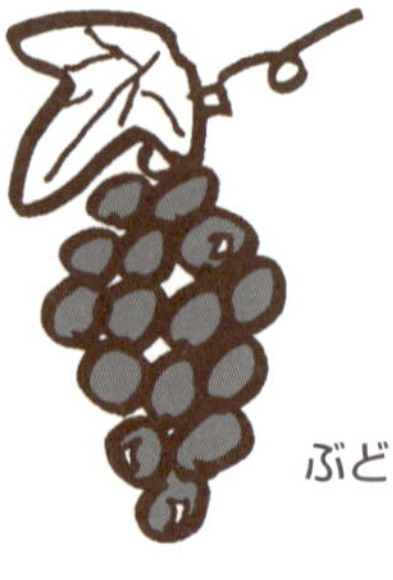 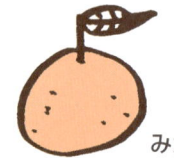 ぶどう □

答え：
1. 夏　2. 秋または冬
3. 春　4. 秋
5. 夏　6. 冬
7. 春　8. 夏または秋

やさしいめいろのこたえ

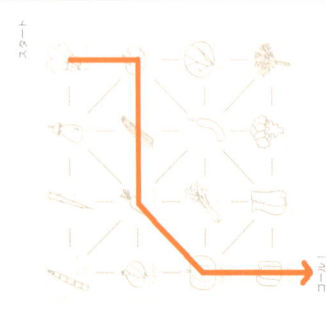

やさいめいろ

はる子さんはカゼをひきやすく元気がありません。
色のこいやさいをいっぱい食べたいのですが…。
ゴールできるかな？色のこいやさいをえらんで進んでください。

スタート

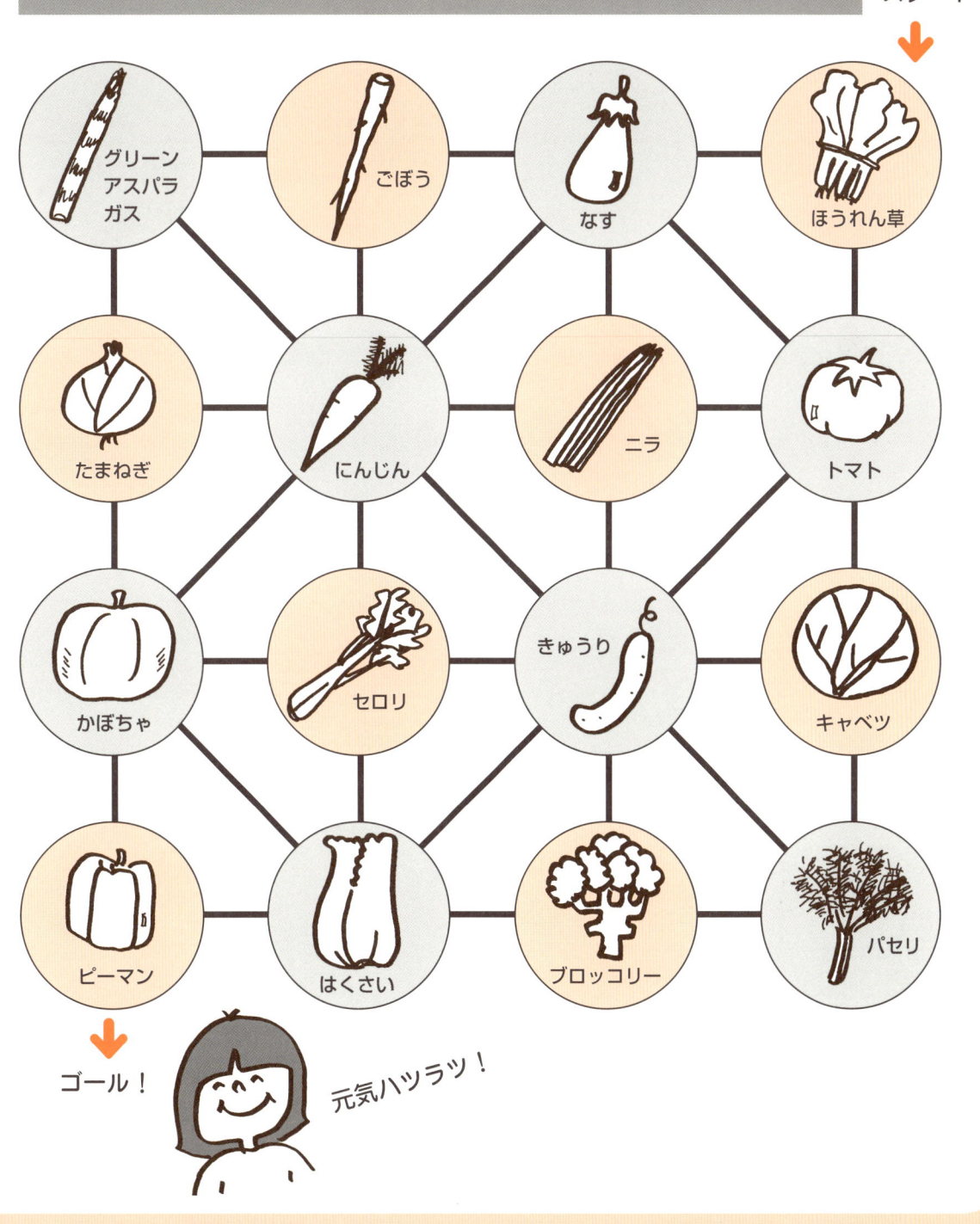

しお

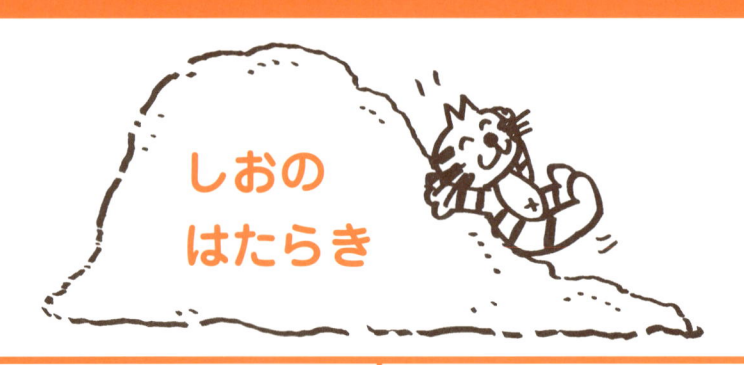

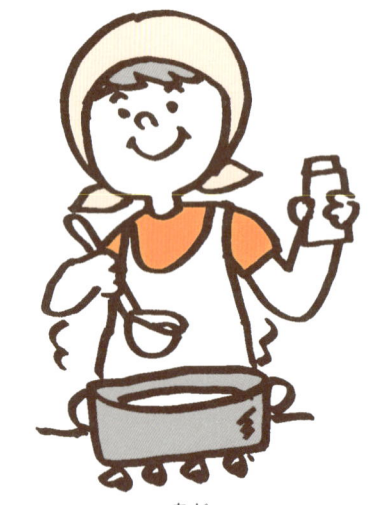

しおの はたらき

りょう理に味をつける

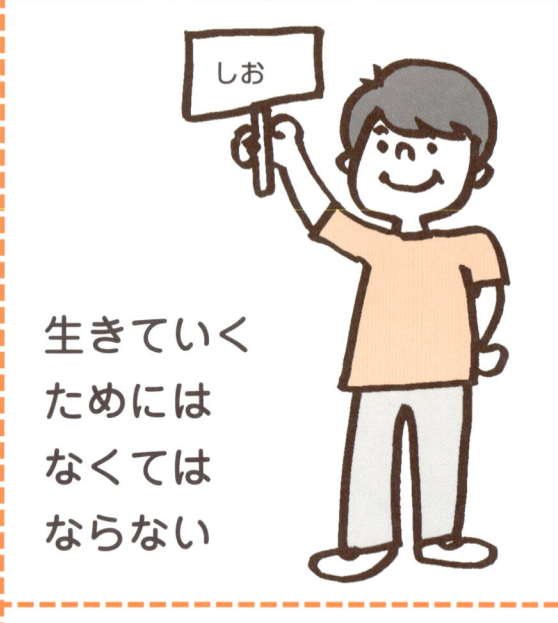

生きていくためにはなくてはならない

やさいをゆでる時にお湯に入れると、ほうれん草やいんげんなど、きれいなみどり色になる

おしるこなど、あまいりょう理にほんの少し入れるとよりあまさを出す

❗ しおの多い食べものはこんなことに気をつけましょう。

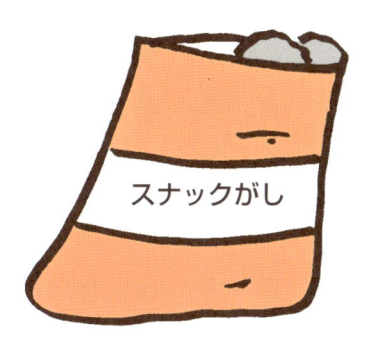

スナックがしなどは、量（りょう）を決（き）めて食べましょう。

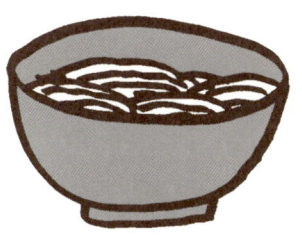

うどん、そば、ラーメンなどの汁（しる）はのみほさないようにしましょう。

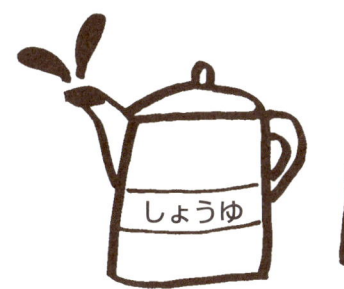

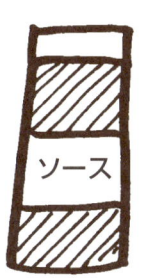

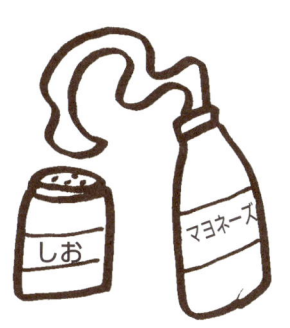

しょうゆ、ソース、しお、マヨネーズなどはかけすぎないようにしましょう。

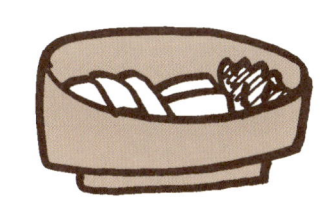

つけものは食べすぎないようにしましょう。

しおをとりすぎると、血圧（けつあつ）が高くなったり、じんぞうがわるくなるなどいろいろなびょう気になりやすくなるよ。ちゅういしてね。

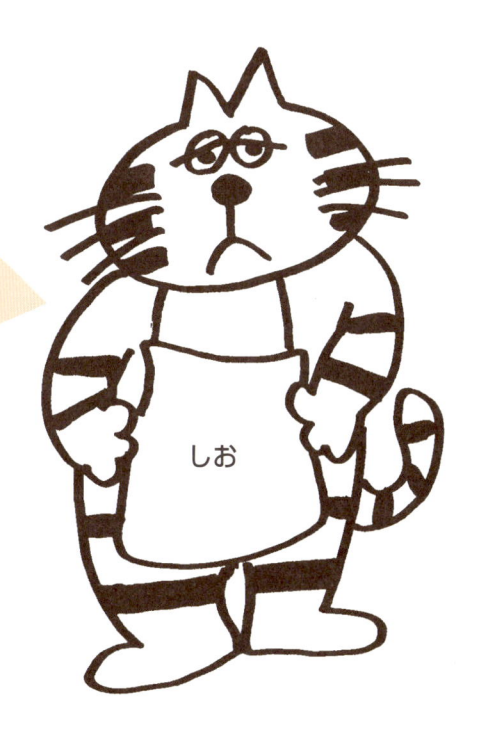

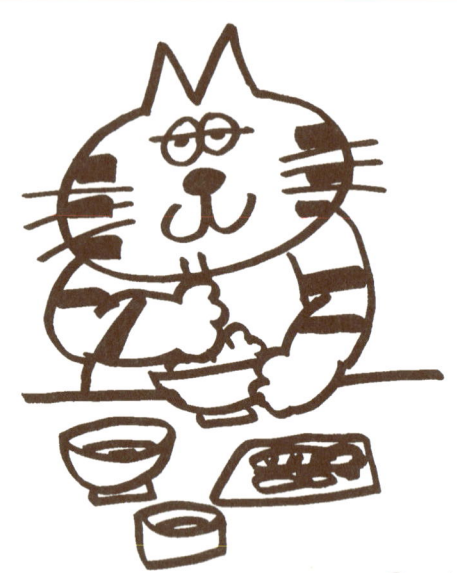

朝ごはんを食べよう

朝ごはんを食べていますか？
朝ごはんを食べないと
どうなるのかな？
下の絵の中からさがしてみよう！

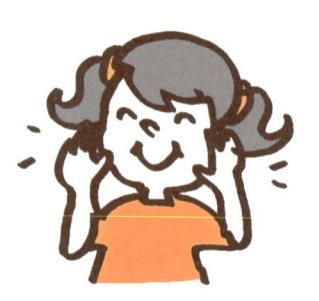

② ダイエットになる

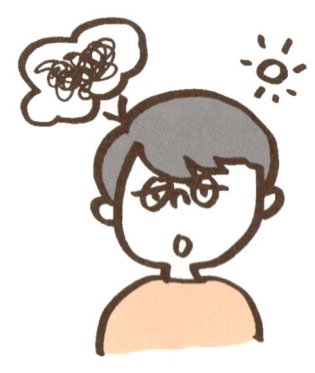

③ おはだツルツル

① 頭がボーっとする

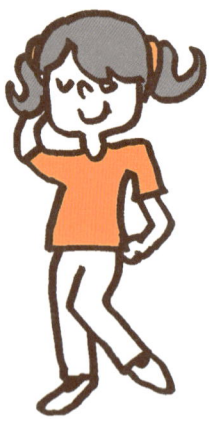

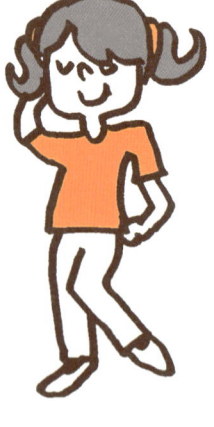

④ 毎日うんちが出ない

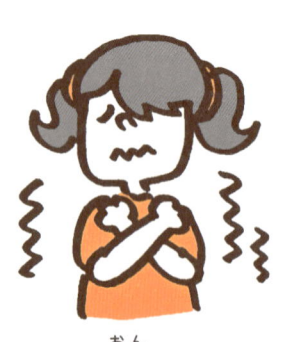

⑤ 体温（おん）が上がらず
からだがさむい

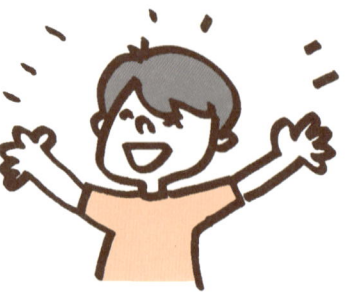

⑥ 元気になる

⑦ フラフラする

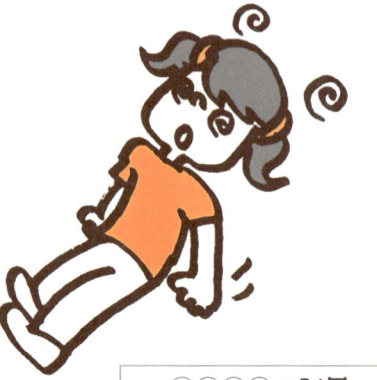

答え：①④⑤⑦

マンガ道場
タローの1日

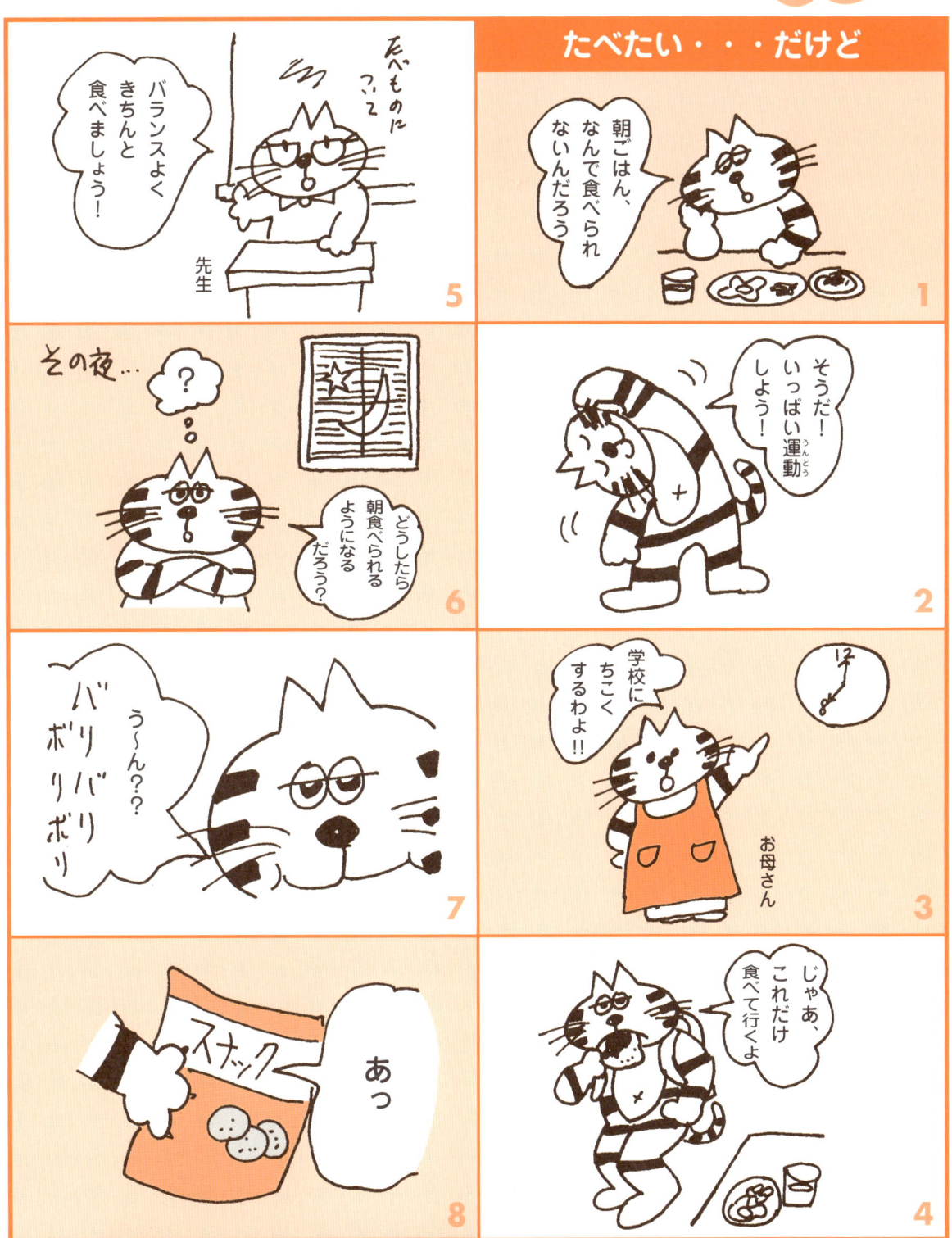

たべたい・・・だけど

1. 朝ごはん、なんで食べられないんだろう

2. そうだ！いっぱい運動しよう！

3. 学校にちこくするわよ！！ お母さん

4. じゃあ、これだけ食べて行くよ

5. たべものについて バランスよくきちんと食べましょう！ 先生

6. その夜… どうしたら朝食べられるようになるだろう？

7. う〜ん？？ バリバリボリボリ

8. スナック あっ

さて、タローはなぜ朝ごはんを食べられないのかな。
みんなで考えてみよう！

よくかんで食べよう

よくかむと…

歯(は)ならびをよくして、虫歯(ばし)になりにくくなる

食べものの味(あじ)がよく分かる

ツバ（だ液(えき)）が出て、食べものがよくまざる

脳(のう)に刺(し)げきをあたえ、頭のはたらきがよくなる

あごがはったつする

食べものが消化(しょうか)されやすくなる

? あなたのすきな食べものを書いてみましょう。

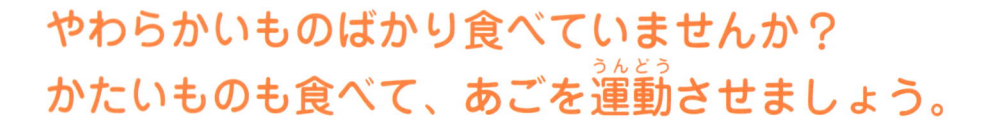

やわらかいものばかり食べていませんか？
かたいものも食べて、あごを運動(うんどう)させましょう。

よくかまないと…

- 食べものが消化(しょうか)されにくい
- よくかめない
- 脳(のう)に刺(し)げきがいかない
- かたいものを食べない
- あごのはったつがわるい
- 歯(は)がきたない / 歯(は)ならびがわるい
- 虫歯(ばし)になる / 歯(は)ぐきのびょう気になる

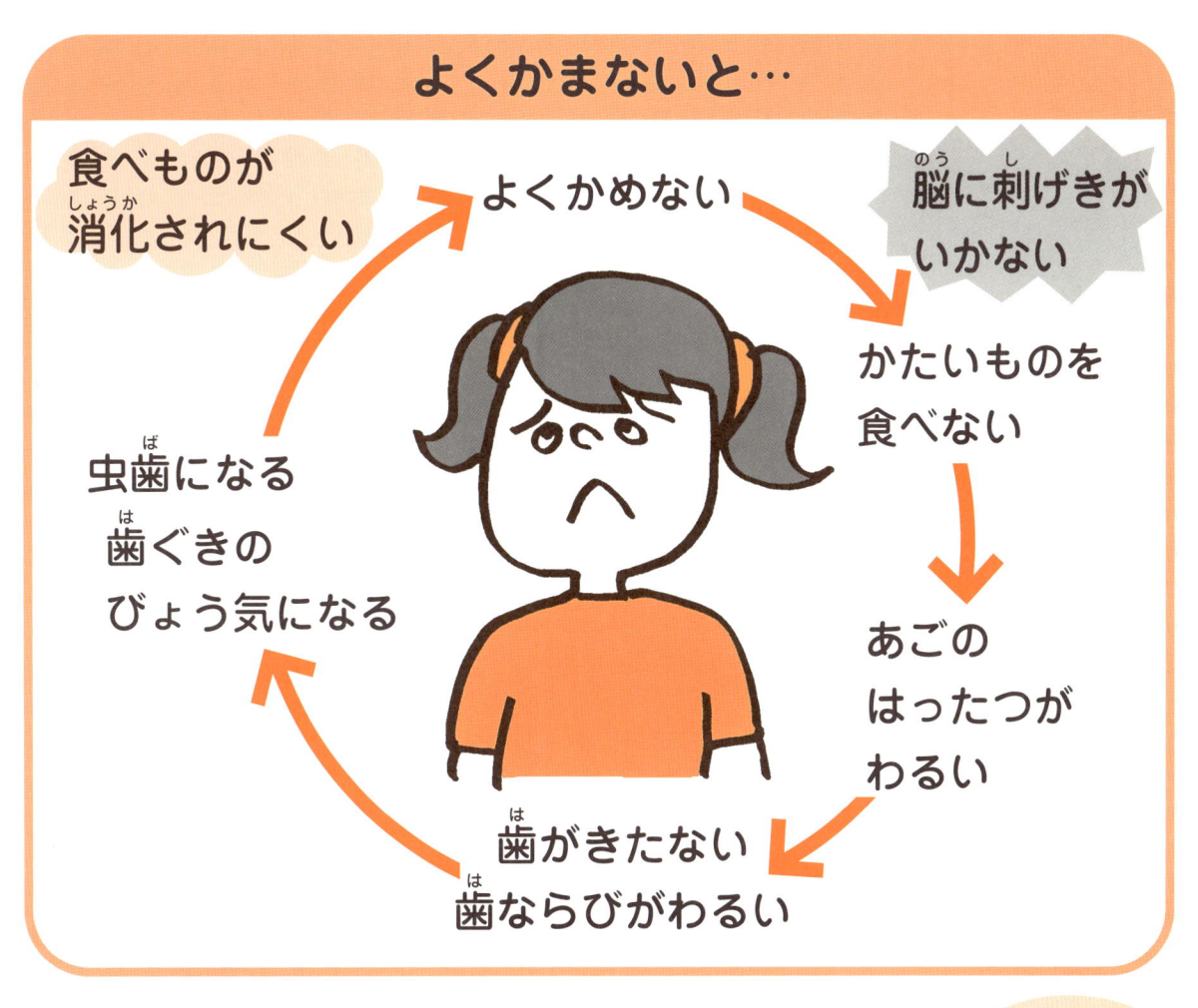

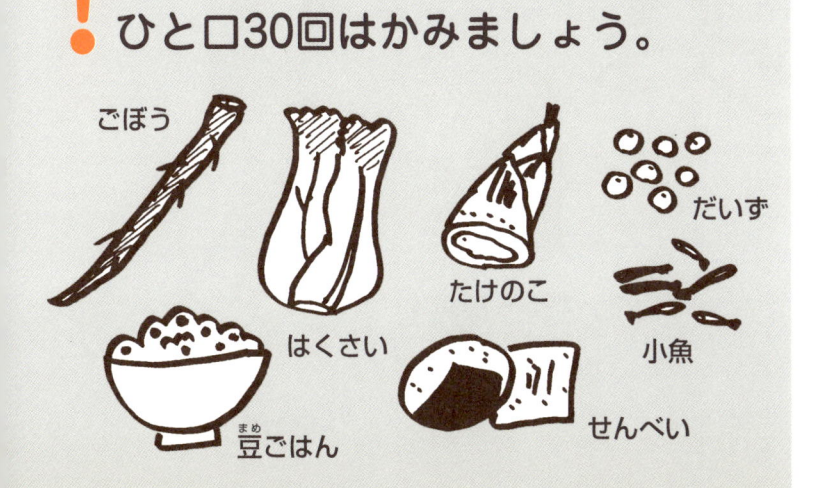

**！こんな食べものでかみかみ運動(うんどう)！
ひと口30回はかみましょう。**

- ごぼう
- はくさい
- たけのこ
- だいず
- 小魚
- せんべい
- 豆(まめ)ごはん

よくかんで元気になろうよ！

むりなダイエットはやめよう

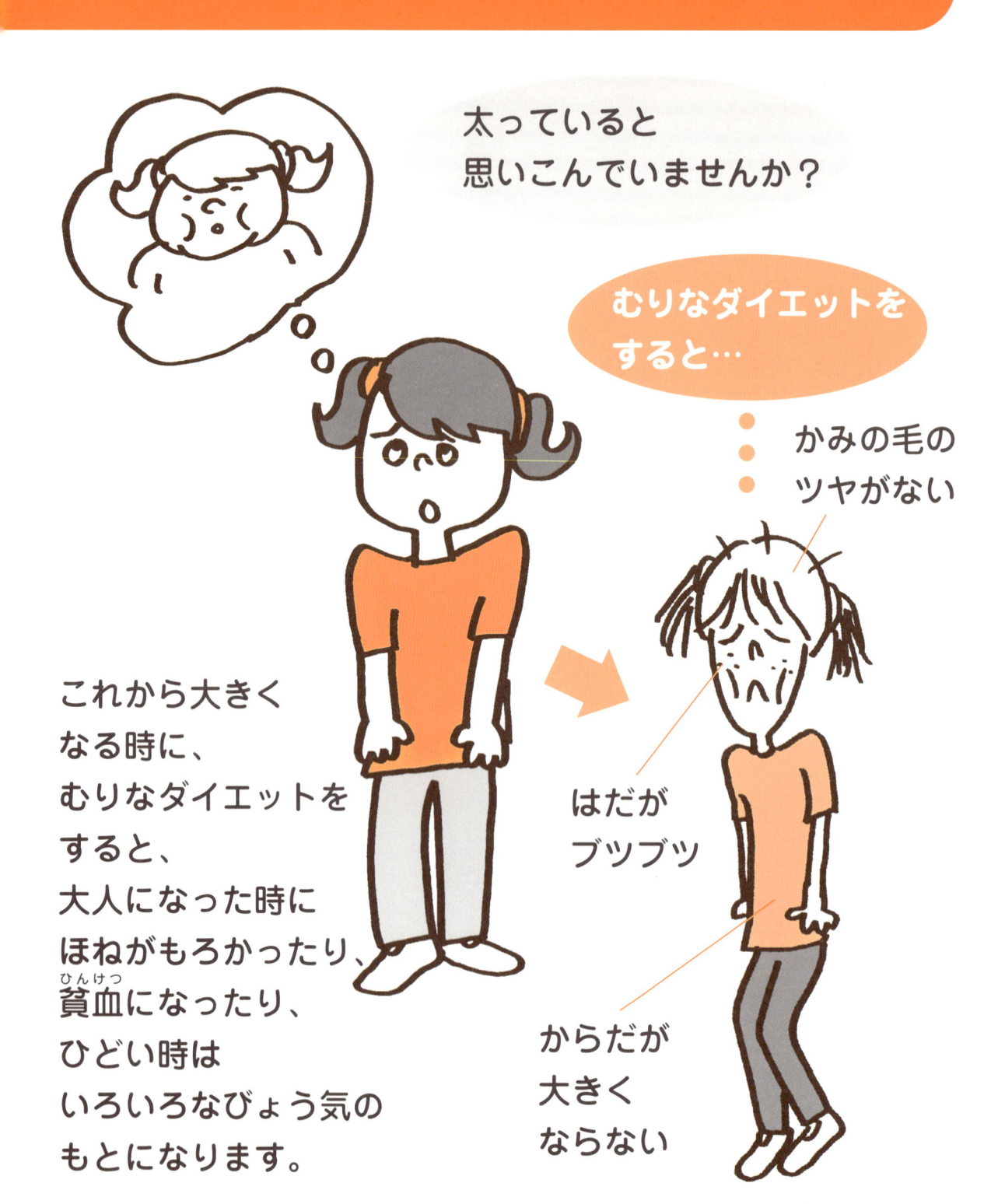

太っていると思いこんでいませんか？

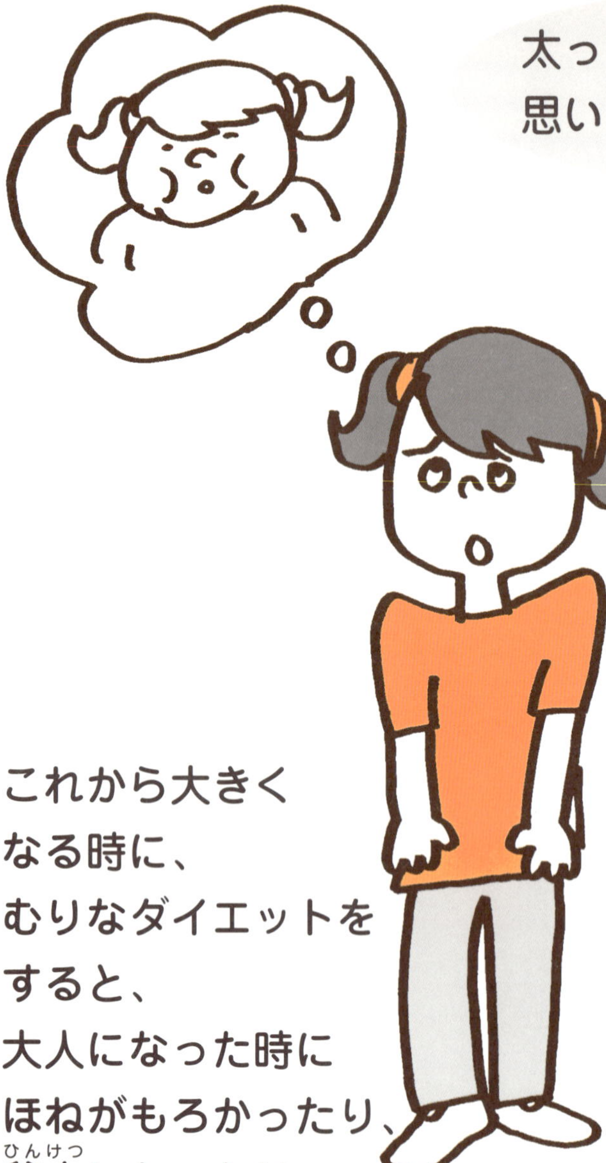

むりなダイエットをすると…

かみの毛のツヤがない

はだがブツブツ

からだが大きくならない

元気がない

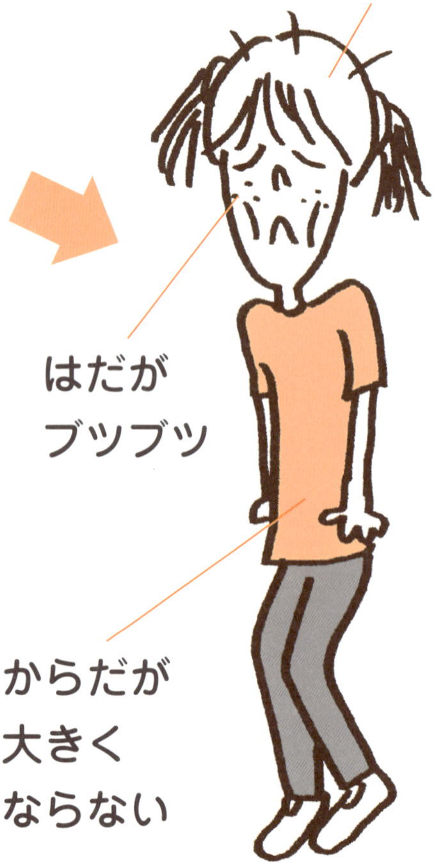

これから大きくなる時に、むりなダイエットをすると、大人になった時にほねがもろかったり、貧血になったり、ひどい時はいろいろなびょう気のもとになります。

きいろ
あか
みどり

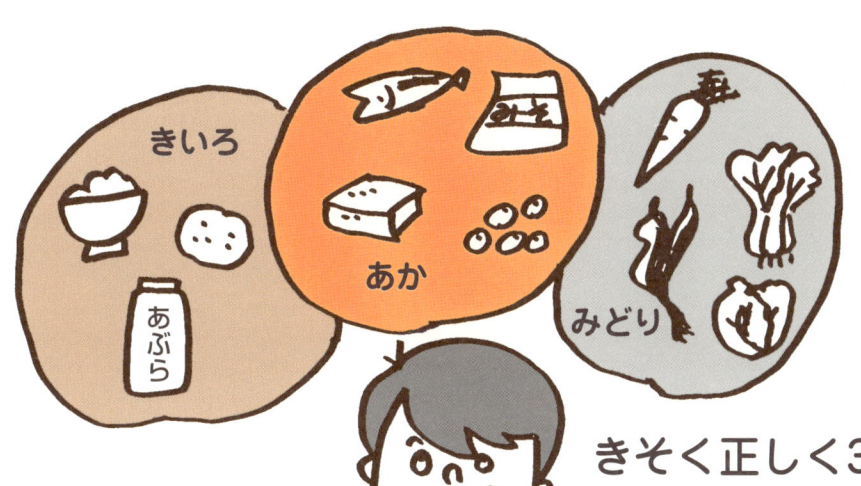

きそく正しく3つのなかまの
食べものをきちんと食べて、
からだを動かせば
太りません。

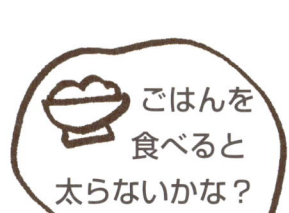

ごはんを食べると太らないかな？

ごはんを食べたからといって太りません。なぜなら…

ごはんを食べると、
肉やしぼうのとりすぎをふせぎます。
ごはんをしっかり食べることが、
太る原因にはならないのです。

ごはん1ぱい = ラーメン約 $\frac{1}{3}$ = ショートケーキ約 $\frac{1}{2}$

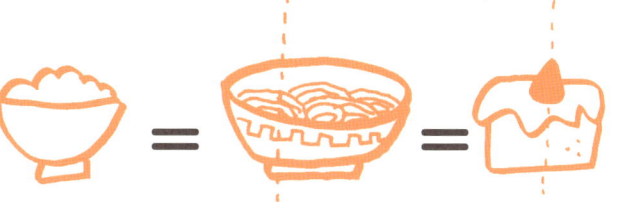

ごはん1ぱいは、ラーメンの約 $\frac{1}{3}$、ショートケーキの約 $\frac{1}{2}$と同じカロリーです。

カロリーとはからだを動かすもとですが、とりすぎると太ります。

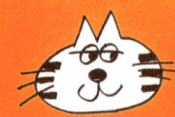

マナーについて考えよう

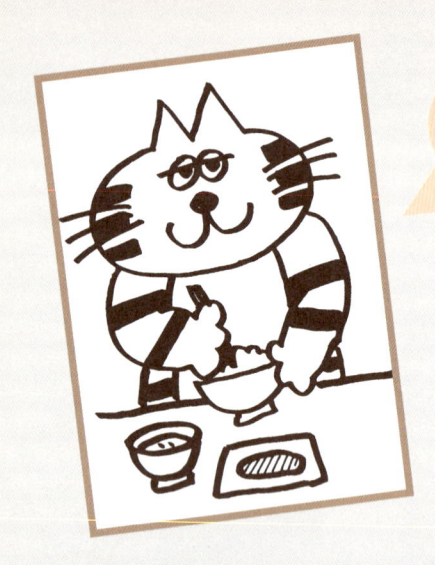

下の3人のマナーは正しいかな。考えてみよう。

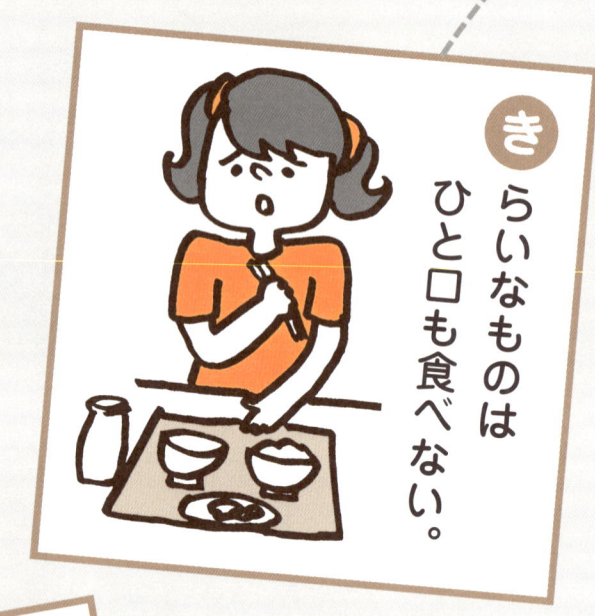

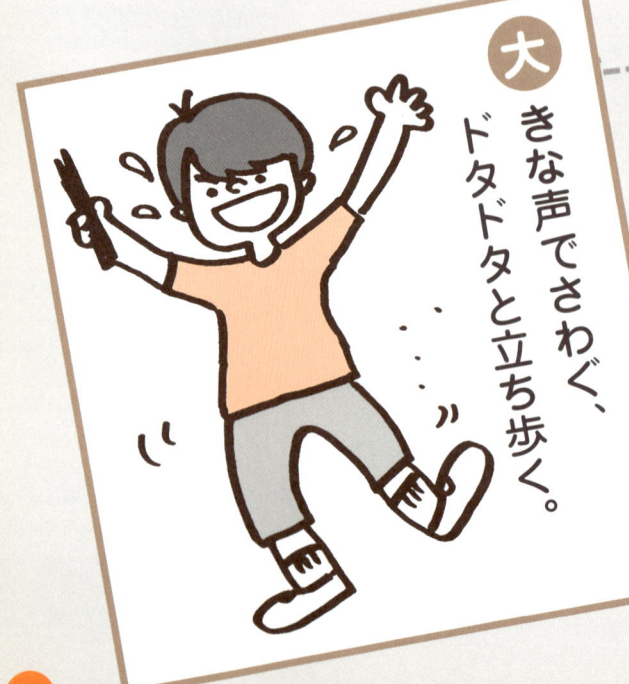

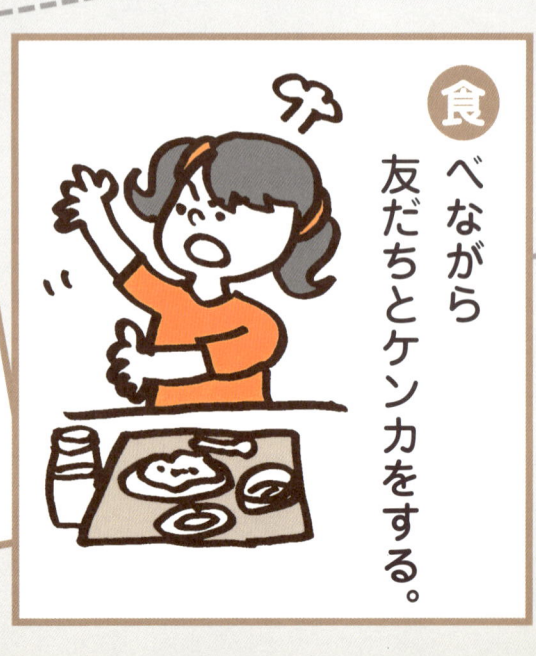

き らいなものはひと口も食べない。

大 きな声でさわぐ、ドタドタと立ち歩く。

食 べながら友だちとケンカをする。

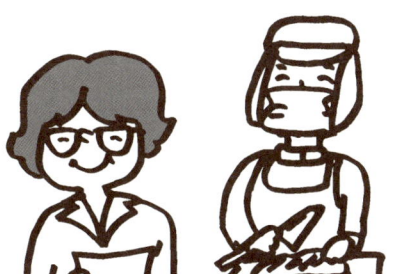

い いろいろな人が、一生けん命作っています。きらいと思っても、ひと口食べてみましょう。

静かな声で、楽しく話しながら、食事をしましょう。

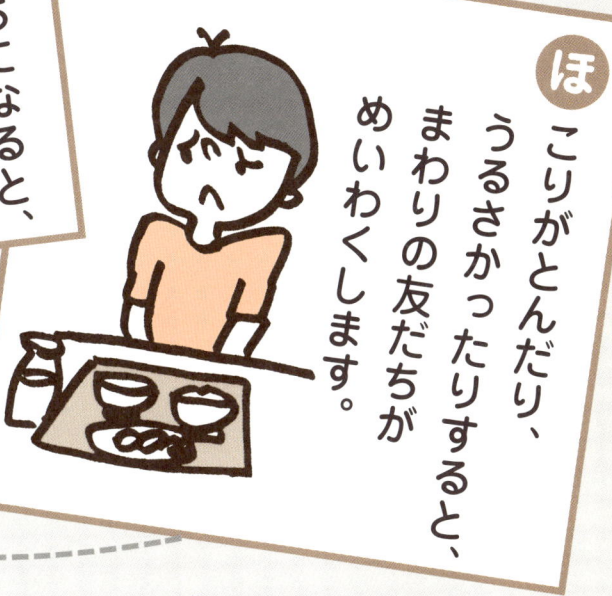

い いやな気もちになると、消化がわるくなるし、食べてもおいしくありません。

ほ こぼしがとんだり、うるさかったりすると、まわりの友だちがめいわくします。

後かたづけ

食べた後のかたづけもマナーの1つです。
食器を運んだり、机をふいたり…。
どんなことができるか考えてみましょう。

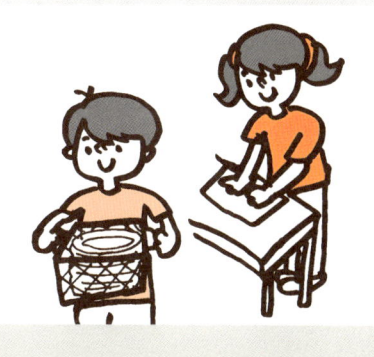

旬のくだもの占い

4月 イチゴ
あまずっぱく、いつもかわいらしいあなた。ケーキの上にのったり、場をはなやかにしてくれます。自分なりのおしゃれを楽しんでみては？

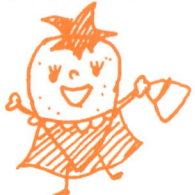

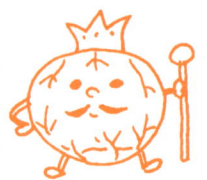

5月 メロン
上品でやさしいあなた。「くだものの王さま」ともいわれ、びょう気のときや、お見まいにも活やくします。こまっている人を見たら、助けてあげましょう。

6月 ウメ
変身上手なあなた。あまいおかしになったり、すっぱい梅ぼしになったり…。自分の個性を生かして、いろんなことにチャレンジしてみてね。

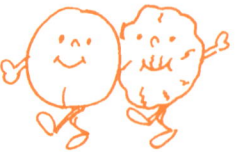

7月 サクランボ
ほのかにあまずっぱく、初恋の味ともいわれるステキなあなた。お友だちの恋のキューピッドになってあげると、いいことがあるかも・・・？

8月 スイカ
みずみずしく、さわやかなあなた。夏には「すいかわり」で、みんなを楽しませてくれます。面白い話をして、みんなを笑わせましょう。

9月 ブドウ
ときには、ワインに大変身！ちょっと大人なあなた。世界中で作られ、種類もたくさん。いろんな国の人とお話してみましょう。

10月 カキ
ときにはしぶく、クールなあなた。ほしたり、お酒につけたり…ちょっとの工夫で、あまく変身！！ 何ごとにもあきらめずにとり組むと、いい結果が待っています。

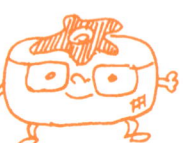

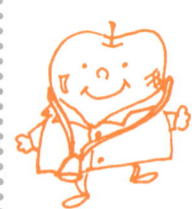

11月 リンゴ
しっかりして、たよりになるあなた。「1日1このリンゴは医者いらず」ともいわれます。悩んでいる人がいたら、相談にのってあげましょう。

12月 ユズ
ほっとするかおりで、いやし系のあなた。冬至には、ゆず湯としても親しまれます。笑顔をわすれず、みんなの心をポカポカあったかくしましょう。

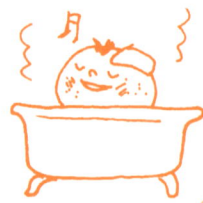

1月 ミカン
寒い冬、みんなをなごませてくれるあなた。「こたつにみかん」は日本の冬にはかかせません。たまには、家族でのんびりすごすのもいいものですよ。

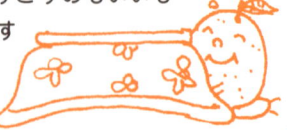

2月 バナナ
大人も子どもも、みんなから親しまれるあなた。南国生まれで栄養満点！ 1年中大活やくです。いろんなスポーツに挑戦しましょう。

3月 レモン
すっぱいけれど、さわやかな気分にしてくれるあなた。ドレッシングや、調味料としても大活やく。いろんなりょう理にチャレンジしてみてはいかが？

※旬はその年によって変わることがあります。バナナ、レモンについては1年中出回っています。